とにかく使える

褥瘡ケア

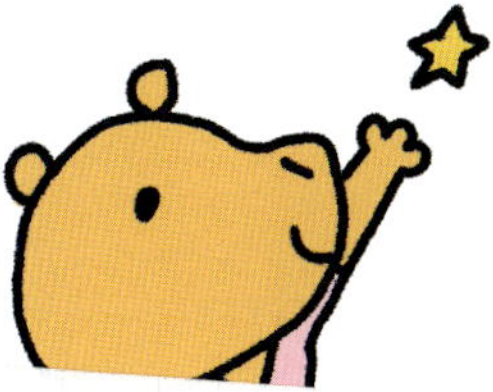

編著
溝上祐子

照林社

はじめに

褥瘡を取り巻く環境は大きく変わってきています。寝たきり高齢者につきものといわれた時代から、日本褥瘡学会等の学術的発展を経て、今では褥瘡の予防は必然で、その発生率は世界で類を見ないほど日本は優れているといわれています。また、制度の点からも2012年診療報酬の改定では、褥瘡対策は病床をもつ医療施設において当然行うべき対策とされ、入院基本料の中に含まれました。いまではチーム医療による褥瘡対策の体制が整えられていることが入院基本料算定の必須項目になっています。

褥瘡医療に寄与した褥瘡状態判定ツールDESIGNは治癒予測因子の重みづけを加味し、2008年にDESIGN-R®へ、2020年にはDTI疑いと臨界的定着疑いを入れたDESIGN-R®2020へと進化しています。しかしながら、臨床現場ではこの判定が難しい、よくわからないなどの意見も耳にするようになってきました。

本書はこれから医療施設や高齢者を支える現場で働く皆さんを対象に、褥瘡発生の原因から予防の大切さ、そして、発生した場合に創傷をどのように評価し、どのような治療が必要になるのか、最新の情報を入れながら、わかりやすく解説しました。持ち運びに便利で、いつでも必要なときに見ることができます。ポケットサイズですが、濃い内容です。特徴は日本褥瘡学会のガイドラインに準拠しつつ、臨床で第一線で活躍する皮膚・排泄ケア特定認定看護師に執筆をお願いしたことで、基本的なところから技が光るテクニックまで事例を通して解説されています。この1冊で褥瘡のことは、ほとんど理解できるでしょう。

褥瘡をもつ多くの患者さまが質の高いケアを受けられることに貢献できれば幸いです。

2024年11月

溝上 祐子

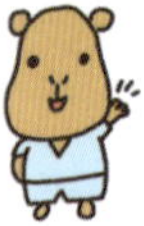

CONTENTS

- 本書で紹介している治療・ケア方法などは、執筆者が臨床例をもとに展開しています。実践によって得られた方法を普遍化すべく万全を尽くしておりますが、万一、本書の記載内容によって不測の事故などが起こった場合、著者、出版社は、その責を負いかねますことをご了承ください。
- 本書に記載している薬剤・医療機器等の情報は、2024年8月現在のものです。薬剤・医療機器等の使用にあたっては、個々の添付文書を参照し、適応・用量等は常にご確認ください。
- 症例紹介では、各症例で実際に使用した製品を紹介しています。現在は販売されていない製品が含まれることにご注意ください。
- 執筆者から提供された本書掲載の写真・画像等は、ご本人・ご家族の同意を得て使用しています。

本書の特徴

- 褥瘡の評価・アセスメント、治療・ケア、予防のために、臨床で必要な知識をコンパクトにまとめます。
- Part1では、DESIGN-R®2020に基づいた褥瘡の**「評価・アセスメント」**を取り上げます。
- Part2では、**「治療・ケア」**の基本とともに、臨床でよく出合うさまざまな褥瘡の治療･ケアのポイントを症例とともに取り上げます。
- Part3では、褥瘡の**「予防」**について、アセスメントとケアの具体策を取り上げます。

Part2の構成

臨床でよく出合う創の状態や治療困難例を17例取り上げて解説

項目ごとに、特徴やケアのポイントが簡潔につかめる

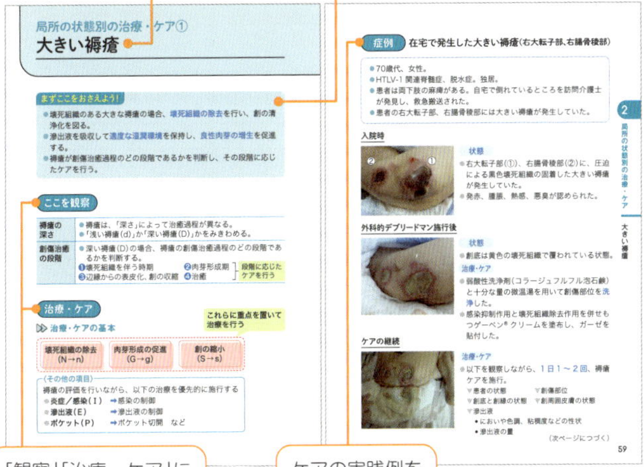
局所の状態別の治療・ケア①

大きい褥瘡

まずここをおさえよう!

- 壊死組織のある大きな褥瘡の場合、壊死組織の除去を行い、創の清浄化を図る。
- 滲出液を吸収して適度な湿潤環境を保持し、良性肉芽の増生を促進する。
- 褥瘡が創傷治癒過程のどの段階であるかを判断し、その段階に応じたケアを行う。

ここを観察

褥瘡の深さ	●褥瘡は、「深さ」によって治癒過程が異なる。 ●「浅い褥瘡(d)」か「深い褥瘡(D)」かをみきわめる。
創傷治癒の段階	●深い褥瘡(D)の場合、褥瘡の創傷治癒過程のどの段階であるかを判断する。 ❶壊死組織を伴う時期 ❷肉芽形成期 ❸辺縁からの表皮化、創の収縮 ❹治癒　段階に応じたケアを行う

治療・ケア

治療・ケアの基本

これらに重点を置いて治療を行う

壊死組織の除去 (N→n)　肉芽形成の促進 (G→g)　創の縮小 (S→s)

〈その他の項目〉

褥瘡の評価を行いながら、以下の治療を優先的に施行する

- 炎症／感染(I) ➡感染の制御
- 滲出液(E) ➡滲出液の制御
- ポケット(P) ➡ポケット切開　など

症例　在宅で発生した大きい褥瘡(右大転子部、右腸骨稜部)

- 70歳代、女性。
- HTLV-1 関連脊髄症、脱水症。独居。
- 患者は両下肢の麻痺がある。自宅で倒れているところを訪問介護士が発見し、救急搬送された。
- 患者の右大転子部、右腸骨稜部には大きい褥瘡が発生していた。

入院時

状態

- 右大転子部(①)、右腸骨稜部(②)に、圧迫による黒色壊死組織の固着した大きい褥瘡が発生していた。
- 発赤、腫脹、熱感、悪臭が認められた。

外科的デブリードマン施行後

状態

- 創底は黄色の壊死組織で覆われている状態。

治療･ケア

- 弱酸性洗浄剤(コラージュフルフル泡石鹸)と十分な量の微温湯を用いて創傷部位を洗浄した。
- 感染抑制作用と壊死組織除去作用を併せもつゲーベン® クリームを塗布し、ガーゼを貼付した。

ケアの継続

治療･ケア

- 以下を観察しながら、1日1～2回、褥瘡ケアを施行。
  - 患者の状態
  - 創傷部位
  - 創底と創縁の状態
  - 創周囲皮膚の状態
  - 滲出液
    - においや色調、粘稠度などの性状
    - 滲出液の量

(次ページにつづく)

2 局所の状態別の治療・ケア　大きい褥瘡

59

「観察」「治療・ケア」に分けてポイントを解説

ケアの実践例を症例で学べる

巻頭資料 DESIGN-R®2020褥瘡経過評価用

Depth*1 深さ　創内の一番深い部分で評価し、改善に伴い創底が浅くなった場合、これ				
d	0	皮膚損傷・発赤なし	D	3
				4
	1	持続する発赤		5
				DTI
	2	真皮までの損傷		U
Exudate 滲出液				
e	0	なし	E	6
	1	少量：毎日のドレッシング交換を要しない		
	3	中等量：1日1回のドレッシング交換を要する		
Size 大きさ　皮膚損傷範囲を測定：[長径(cm)×短径*3(cm)]*4				
s	0	皮膚損傷なし	S	15
	3	4未満		
	6	4以上　16未満		
	8	16以上　36未満		
	9	36以上　64未満		
	12	64以上　100未満		
Inflammation/Infection 炎症/感染				
i	0	局所の炎症徴候なし	I	3C*5
	1	局所の炎症徴候あり(創周囲の発赤・腫脹・熱感・疼痛)		3*5
				9
Granulation 肉芽組織				
g	0	創が治癒した場合、創の浅い場合、深部損傷褥瘡(DTI)疑いの場合	G	4
	1	良性肉芽が創面の90%以上を占める		5
	3	良性肉芽が創面の50%以上90%未満を占める		6
Necrotic tissue 壊死組織　混在している場合は全体的に多い病態をもって評価する				
n	0	壊死組織なし	N	3
				6
Pocket ポケット　毎回同じ体位で、ポケット全周(潰瘍面も含め)[長径(cm)×短径*3(cm)]				
p	0	ポケットなし	P	6
				9
				12
				24

部位　[仙骨部、坐骨部、大転子部、踵骨部、その他(　　　　　　　　　　　　)]

*1　深さ(Depth：d/D)の点数は合計には加えない
*2　深部損傷褥瘡(DTI)疑いは、視診・触診、補助データ(発生経緯、血液検査、画像診断等)から判断する
*3　"短径"とは"長径と直交する最大径"である

カルテ番号(　　　　　　　　　　　　　　　)
患者氏名　(　　　　　　　　　　　　　　　)

	月日	/	/	/	/	/	/
と相応の深さとして評価する							
皮下組織までの損傷							
皮下組織を超える損傷							
関節腔、体腔に至る損傷							
深部損傷褥瘡(DTI)疑い*2							
壊死組織で覆われ深さの判定が不能							
多量：1日2回以上のドレッシング交換を要する							
100以上							
臨界的定着疑い(創面にぬめりがあり、滲出液が多い。肉芽があれば、浮腫性で脆弱など)							
局所の明らかな感染徴候あり(炎症徴候、膿、悪臭など)							
全身的影響あり(発熱など)							
良性肉芽が創面の10%以上50%未満を占める							
良性肉芽が創面の10%未満を占める							
良性肉芽が全く形成されていない							
柔らかい壊死組織あり							
硬く厚い密着した壊死組織あり							
から潰瘍の大きさを差し引いたもの							
4未満							
4以上16未満							
16以上36未満							
36以上							
	合計*1						

*4　持続する発赤の場合も皮膚損傷に準じて評価する
*5　「3C」あるいは「3」のいずれかを記載する。いずれの場合も点数は3点とする

http://www.jspu.org/jpn/member/pdf/design-r2020.pdf

編著者一覧

編著

溝上祐子
東京医療保健大学大学院 医療保健学研究科 プライマリケア看護学領域 准教授

執筆（掲載順）

丹波光子
杏林大学医学部付属病院 看護部
皮膚・排泄ケア特定認定看護師

貴田寛子
順天堂大学医学部附属練馬病院
看護部 課長
皮膚・排泄ケア特定認定看護師

清藤友里絵
東邦大学医療センター佐倉病院
看護部 看護師長
皮膚・排泄ケア特定認定看護師

間宮直子
大阪府済生会吹田病院
看護部 副看護部長
皮膚・排泄ケア特定認定看護師

樋口ミキ
公益社団法人 日本看護協会 看護研修学校
認定看護師教育課程 課長
皮膚・排泄ケア特定認定看護師

加瀬昌子
地方独立行政法人総合病院 国保旭中央病院 看護局 スキンケア相談室 師長
皮膚・排泄ケア特定認定看護師

海田真治子
久留米大学病院 看護部
皮膚・排泄ケア特定認定看護師

杉本はるみ
社会医療法人仁友会 南松山病院
看護部 褥瘡管理室 主任
皮膚・排泄ケア特定認定看護師

渡辺光子
日本医科大学千葉北総病院
看護部 看護師長
皮膚・排泄ケア特定認定看護師

PART
1

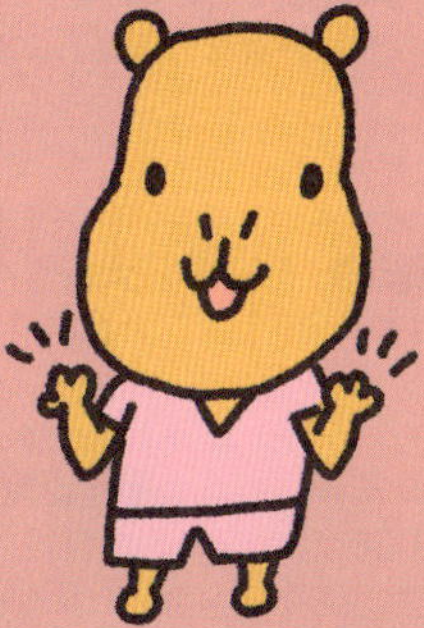

褥瘡の評価・アセスメント

DESIGN-R®2020 スケールを用いた褥瘡の経過評価

DESIGN-R®2020とは?

- DESIGN-R®2020 は、褥瘡の**重症度**と**治癒過程**が判定できるスケールである。
- **急性期褥瘡**から**治癒まで**の評価が可能である。
- 以下の 7 項目を判定し、経過評価を行うツールである。

7つの評価項目

深さ（D）

滲出液（E）　大きさ（S）　炎症／感染（I）

肉芽組織（G）　壊死組織（N）　ポケット（P）

深さ（D）：合計点には加えない

深さ（D）以外の判定項目を数値化

→**合計0～66点**で採点

点数が大きいほど重症度が高い

POINT

- 各項目で、小文字よりも**大文字**のほうが重症度が高い。
- 大文字を小文字に変える治療を行い、点数の増減で治癒過程を確認する。

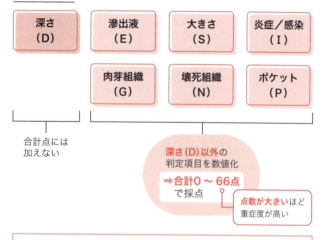

改定の経緯とポイント

● 以下の経緯で改定を重ね、新たな知見を取り入れてきた。

2002年 **DESIGN®**

● 日本褥瘡学会により発表された

2008年 **DESIGN-R®**

● 各項目が重症度にどれだけ関与しているかエビデンスの集積をもとに整理され、世界的にも評価される褥瘡判定ツールに

● 一方、日本褥瘡学会では褥瘡管理の標準化を目的にガイドラインを発表してきたが、新たな知見として以下が取り上げられてきた

深部損傷褥瘡（DTI）

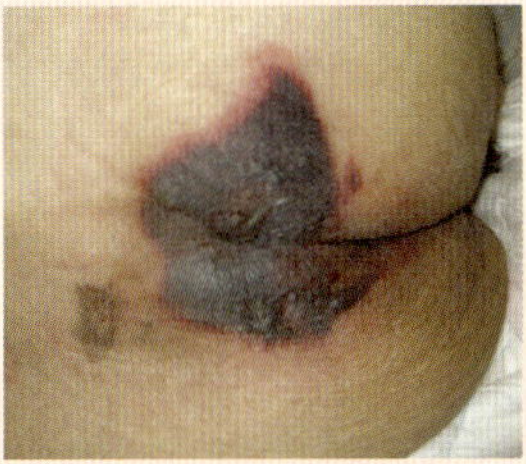

臨界的定着（クリティカルコロナイゼーション）

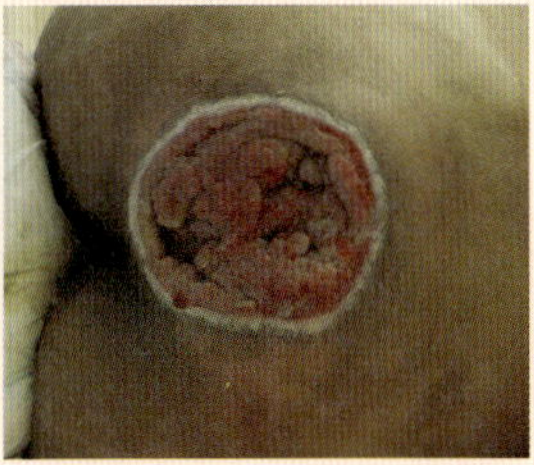

● しかし、DESIGN-R®にはこれらを判定する項目がなく、評価が管理方法に反映されなかった

2020年 **DESIGN-R®2020**

● 上記を組み込み、新たに改定された

ポイント① 深部損傷褥瘡(DTI)

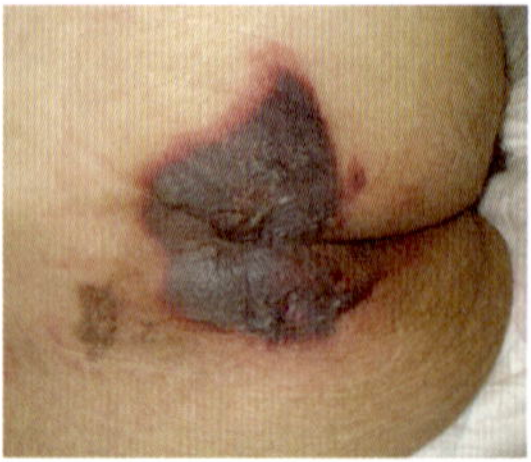

● 以下に定義を示す「深部損傷褥瘡(DTI)」と「急性期褥瘡」の２つは、臨床上重複している場合があるとされてきた。
● そこで DESIGN-R®2020 では、
▼ **表皮剝離のない褥瘡に限定されることなく**
▼ **急性期**褥瘡で
▼ **皮下組織より深部**の組織の損傷が疑われる病態

を深部損傷褥瘡(DTI)疑いとみなして判断されることになった。

日本褥瘡学会用語集での定義

- **深部損傷褥瘡(DTI)**：NPUAPが2005年に使用した用語である。表皮剝離のない褥瘡(stage Ⅰ)のうち、皮下組織より深部の組織の損傷が疑われる所見がある褥瘡をいう[1]。
- **急性期褥瘡**：褥瘡が発生した直後は局所病態が不安定な時期があり、これを急性期と呼ぶ。(中略)この間は褥瘡の状態は発赤・紫斑・水疱・びらん・浅い潰瘍などの多彩な病態が短時間に現れることがある[1]。

DTIに関するDESIGN-R®2020の評価項目

深さ(D)	● **「DDTI：深部損傷褥瘡(DTI)疑い」**が新たな項目で加わった。 ● 「DU」の定義が、**「壊死組織で覆われ深さの判定が不能」**になった。
肉芽組織(G)	● 「g0」の定義が、**「創が治癒した場合、創の浅い場合、深部損傷褥瘡(DTI)疑いの場合」**に変更になった。

※NPUAP分類(2007年改定版)では、suspected DTI(DTI疑い)は、「圧力および／または剪断力によって生じる皮下軟部組織の損傷に起因する、限局性の紫または栗色の皮膚変色、または血疱」と定義されている。

ポイント② 臨界的定着（クリティカルコロナイゼーション）

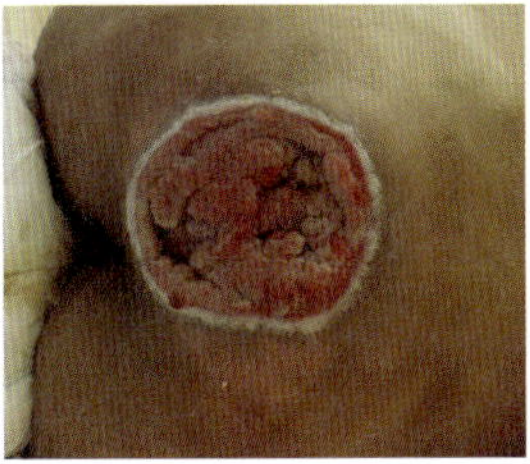

- 肉眼的には明らかでないものの**炎症**が生じており、**バイオフィルムを伴う細菌による感染**が生じている。

日本褥瘡学会用語集での定義

- **臨界的定着**：創部の微生物学的環境を、これまでの無菌あるいは有菌という捉え方から､両者を連続的に捉えるのが主流となっている（bacterial balanceの概念）。すなわち、創部の有菌状態を汚染（contamination）、定着（colonization）、感染（infection）というように連続的に捉え、その菌の創部への負担（bacterial burden）と生体側の抵抗力のバランスにより感染が生じるとする考え方である。臨界的定着はその中の定着と感染の間に位置し、両者のバランスにより定着よりも細菌数が多くなり感染へと移行しかけた状態を指す[1]。

臨界的定着に関するDESIGN-R®2020の評価項目

炎症／感染（I）

- **「3C：臨界的定着疑い（創面にぬめりがあり、滲出液が多い。肉芽があれば、浮腫性で脆弱など）」**が新たな項目で加わった。

POINT

- DESIGN-R®2020では、以下のように表記します。

p.4の症例	p.5の症例
DTI-e0S15i0g0n0p0＝15点	D4-E6S15I3CG5n0p0＝29点

〈引用文献〉
1. 日本褥瘡学会ホームページ．用語集．
https://www.jspu.org/medical/glossary/（2024.7.2アクセス）

DESIGN-R®2020 各項目の評価ポイント

①深さ(D)

Depth 深さ 創内の一番深い部分で評価し、改善に伴い創底が浅くなった場合、これと相応の深さとして評価する					
d	0	皮膚損傷・発赤なし	D	3	皮下組織までの損傷
				4	皮下組織を超える損傷
	1	持続する発赤		5	関節腔、体腔に至る損傷
				DTI	深部損傷褥瘡(DTI)疑い
	2	真皮までの損傷		U	壊死組織で覆われ深さの判定が不能

評価のポイント

- 創縁と創底に**段差があるか**をみる。
- **創底の組織**を判断する。
- 褥瘡発生から判断する場合と治癒に向かう段階で評価する。

評価のめやす

- 褥瘡が**ない**、または褥瘡が**治癒した** ➡ d0
- 透明な板や指で圧迫しても**消えない発赤** ➡ d1
- 創縁と創底に**段差がない** ➡ d2
- **段差がある** ➡ D3
- **筋膜**、**筋肉**、**腱**、**骨**のいずれかが見える ➡ D4
- **関節腔**、**体腔**に至る ➡ D5

POINT

治癒経過で段差がなくなり、**上皮化した**場合も d2 とする

d2

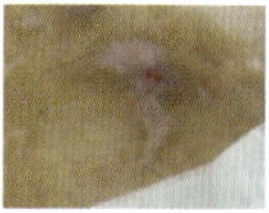

d1

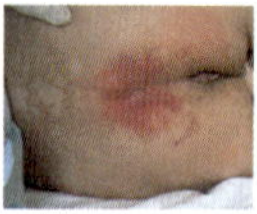

d2

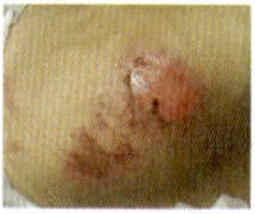

D3

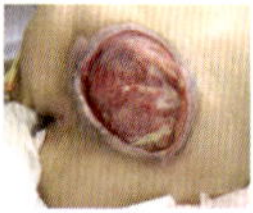

- 深部損傷が疑われる褥瘡 ➡ DDTI
  - ▼紫斑だけでなく、発赤、水疱、浮腫、びらん、浅い潰瘍などの所見があるものを含む。
  - ▼以下の症状が生じる。
    - 硬結
    - 泥のような浮遊感
    - 皮膚温の変化(温かい・冷たい)
    - 疼痛
- 壊死組織で創部が覆われているため、**深さが判定できない深部損傷が疑われる**褥瘡 ➡ DU

DU

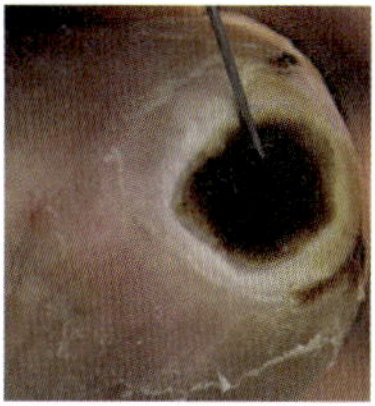

②滲出液(E)

Exudate 滲出液					
e	0	なし	E	6	多量：1日2回以上のドレッシング交換を要する
	1	少量：毎日のドレッシング交換を要しない			
	3	中等量：1日1回のドレッシング交換を要する			

評価のポイント

- 滲出液の量を、**ドレッシング材の交換頻度**で分類する。
- ドレッシング材は高吸収性のものもあるため、**ガーゼを貼付した場合を想定**して判定する。
- 1日2回の交換でも滲出液があふれ出る場合はE6とする。
- 1日1回の交換でも少量の滲出液が付着しているのみの場合はe1とする。

評価のめやす (ガーゼ貼付の場合をイメージ)

e1 少量

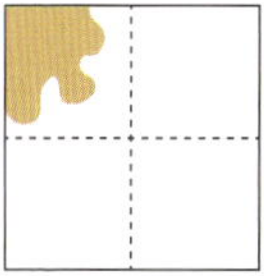

e3 中等量

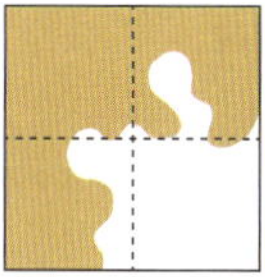

E6 多量

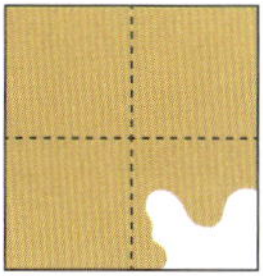

日本褥瘡学会 編：改定DESIGN-R®2020コンセンサス・ドキュメント．照林社，東京，2020．14．より転載

③大きさ(S)

Size 大きさ 皮膚損傷範囲を測定：[長径(cm)×短径(cm)]					
s	0	皮膚損傷なし	S	15	100以上
	3	4未満			
	6	4以上　16未満			
	8	16以上　36未満			
	9	36以上　64未満			
	12	64以上　100未満			

評価のポイント

- 肉眼的に**外から見える皮膚損傷**を測定し、測定値を掛け合わせた数値を0点から15点まで分類する。
- 毎回、**同じ体位で測定する**。

大きさの評価方法

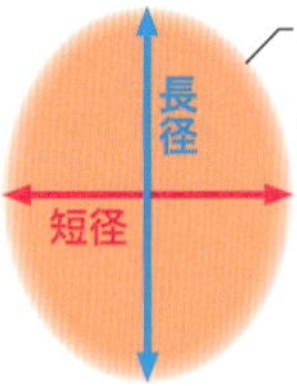

①皮膚損傷範囲の長径(cm)と短径(cm)※を測定する。

②長径×短径を計算し、表に当てはめる。

※短径は長径と直交する最大径。

計測の例

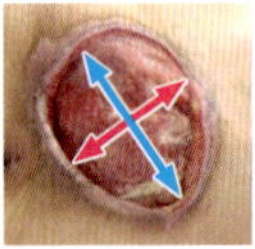

- 左図のように皮膚損傷範囲を測定する。

創のサイズと評価のめやす

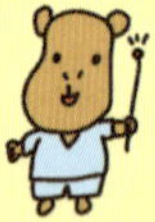

以下の直径の創が該当するイメージです

- 直径　2cm未満の創 ➡ s3
- 直径　4cm未満の創 ➡ s6
- 直径　6cm未満の創 ➡ s8
- 直径　8cm未満の創 ➡ s9
- 直径 10cm未満の創 ➡ s12
- 直径 10cm以上の創 ➡ S15

計算例

長径　短径
8(cm)×6(cm)＝48　36以上64未満 ➡ s9

④炎症／感染(I)

Inflammation/Infection 炎症/感染					
i	0	局所の炎症徴候なし	I	3C	臨界的定着疑い（創面にぬめりがあり、滲出液が多い。肉芽があれば、浮腫性で脆弱など）
	1	局所の炎症徴候あり（創周囲の発赤・腫脹・熱感・疼痛）		3	局所の明らかな感染徴候あり（炎症徴候、膿、悪臭など）
				9	全身的影響あり（発熱など）

評価のポイント

- **創周辺の炎症**あるいは**創自体の感染**につき0点から9点に分類する。
- 炎症は、壊死組織、圧迫、摩擦などによる機械的刺激により局所に起こる組織反応である。
- 感染は、細菌が生体内に侵入し、宿主体内で増殖し、**下図**のような症状を伴う。

感染による症状と評価のめやす

- i1：創周囲の発赤、腫脹、熱感、疼痛
- I3※：（i1の症状に加え）排膿、悪臭
- I9：発熱 など

※臨界的定着（I3C）については**下図**を参照。

I3C：臨界的定着が疑われるもの

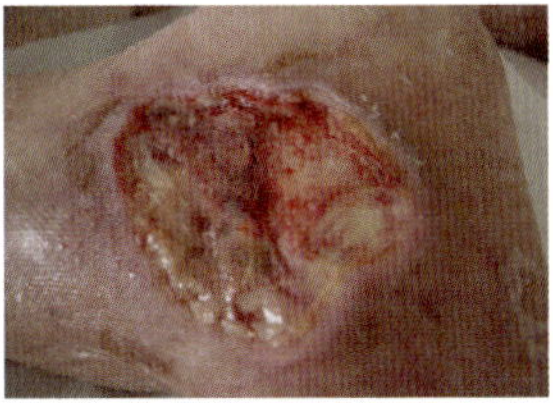

- 創面にぬめりがあり、滲出液が多い。
- 肉芽が浮腫性で脆弱。

I3：局所の明らかな感染徴候がみられるもの

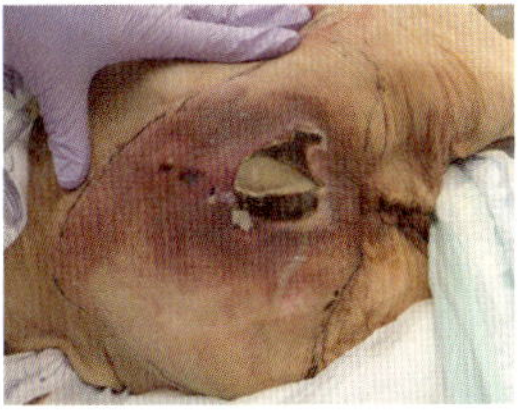

- 炎症徴候、膿、悪臭などがみられる。

⑤肉芽組織(G)

Granulation 肉芽組織					
g	0	創が治癒した場合、創の浅い場合、深部損傷褥瘡(DTI)疑いの場合	G	4	良性肉芽が創面の10%以上50%未満を占める
	1	良性肉芽が創面の90%以上を占める		5	良性肉芽が創面の10%未満を占める
	3	良性肉芽が創面の50%以上90%未満を占める		6	良性肉芽が全く形成されていない

評価のポイント

- d0、d1の浅い褥瘡の場合は、g0となる。
- **D3以上**の深い褥瘡の場合は、g1以降の**肉芽の状態の判断**が必要である。
- 創底が壊死組織で覆われているDUの場合は、明らかにある肉芽組織で評価する。
- 深部損傷褥瘡(DTI)疑いの場合は、基本的にg0と判定する。
- 良性肉芽組織、不良肉芽組織は**下図**のポイントで判断する。

g3：良性肉芽組織

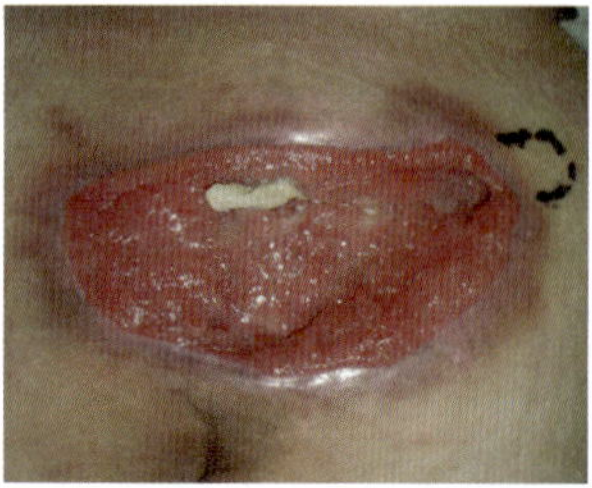

- 鮮紅色で適度に湿潤した状態。
- この症例は一部肉芽の浮腫を認めるが、80%以上良性肉芽のためg3と評価する。

G5：不良肉芽組織

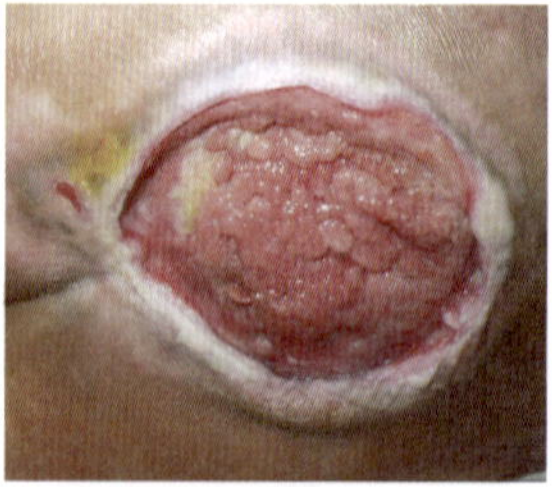

- 過度な湿潤で浮腫状態となり、ぶよぶよした粒状の肉芽組織。
- または、低栄養状態時の白っぽい肉芽の色。
- この症例は一部良性肉芽を認めるが、90%ほど不良肉芽のためG5と評価する。

⑥壊死組織(N)

Necrotic tissue	壊死組織	混在している場合は全体的に多い病態をもって評価する			
n	0	壊死組織なし	N	3	柔らかい壊死組織あり
				6	硬く厚い密着した壊死組織あり

評価のポイント

- 壊死組織の有無、組織の柔らかさで判断する。
- 柔らかい壊死組織と硬い壊死組織が混在している場合は、占める割合の多さで評価する。

硬いか柔らかいか判断できない場合は、「N6：硬い壊死組織」を選択する

N3：柔らかい壊死組織

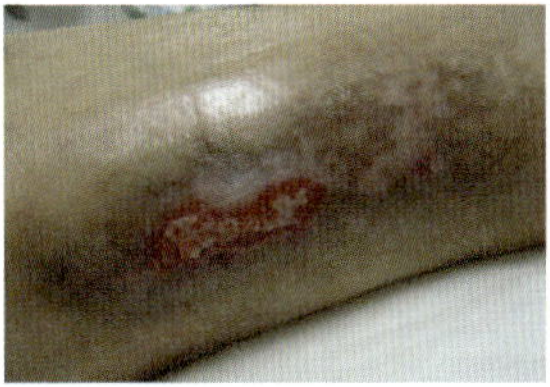

- 創表面を黄色の柔らかい壊死組織が90%占めている。

N6：硬く厚い密着した壊死組織

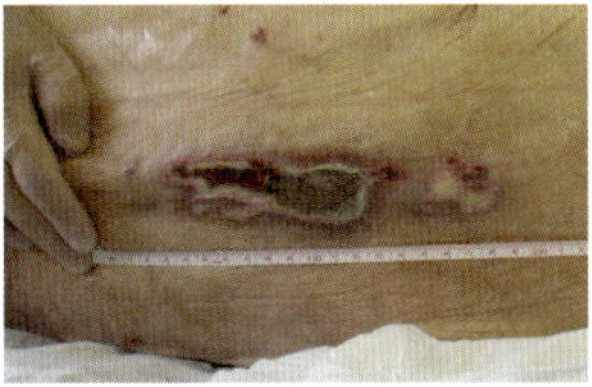

- 創表面が黒色の硬く厚い密着した壊死組織で覆われている。

柔らかい壊死組織と硬い壊死組織が混在する場合

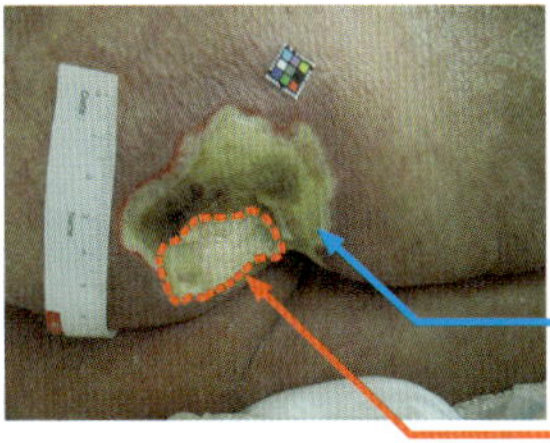

- 左の例では、硬い黒色から黄色の壊死組織が65%、柔らかい壊死組織が35%混在しているため、**多いほうの硬い壊死組織の「N6」**と評価する。

⑦ポケット(P)

Pocket ポケット	毎回同じ体位で、ポケット全周(潰瘍面も含め)[長径(cm)×短径(cm)]から潰瘍の大きさを差し引いたもの				
p	0	ポケットなし	P	6	4未満
				9	4以上16未満
				12	16以上36未満
				24	36以上

評価のポイント

- ポケット全周(潰瘍面も含め)から潰瘍面の大きさ(Sの大きさ)を差し引いて評価する。
- ポケット全周は、長径(cm)×短径(cm)で計算する。
- 毎回、同じ体位で測定する。

ポケットのある褥瘡

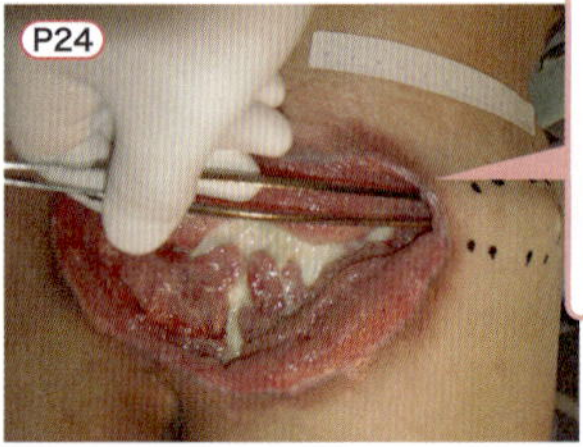

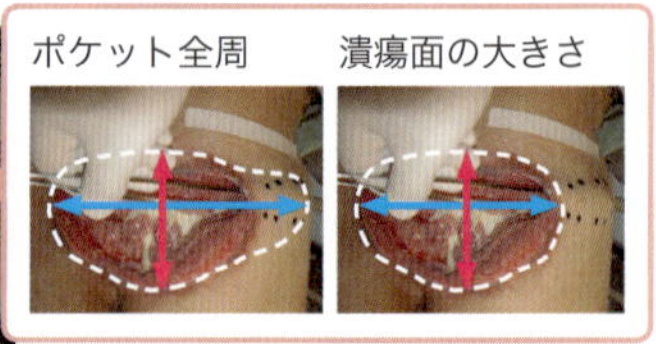

- 潰瘍面の大きさ(S)は、長径16cm×短径9cm＝144でS15となる。
- 3時方向に4.5cmのポケットがある。ポケット全周は長径20.5cm(16cm＋4.5cm)×短径9cmで184.5となる。
- ポケットの184.5から創の144を引くと40.5なので、P24となる。

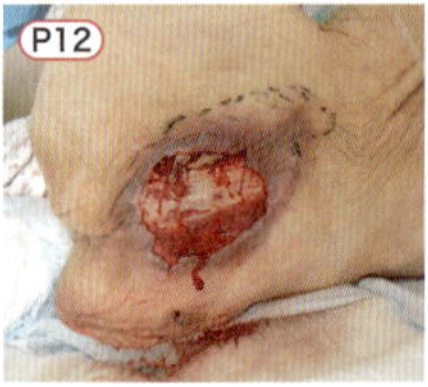

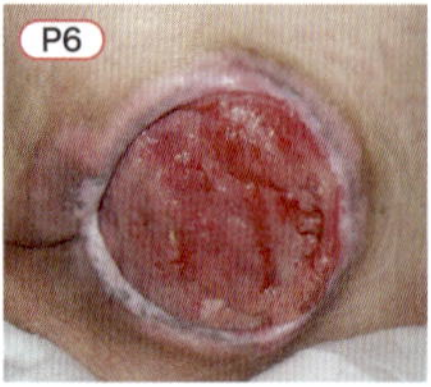

DESIGN-R®2020による評価・採点例①

褥瘡の深さによる評価・採点例

深さは、創内の一番深い部分で評価する

浅い褥瘡
評価：d
- 皮膚深部（真皮）が残っている
- 損傷範囲は、皮膚内の表皮・真皮にとどまる

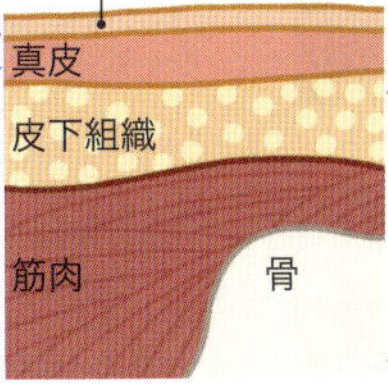

深い褥瘡
評価：D
- 皮下組織（D3）以上の損傷である

※d0は、皮膚損傷・発赤のない状態で、おもに褥瘡が治癒した状態のときに評価される。

症例① d1：持続する発赤

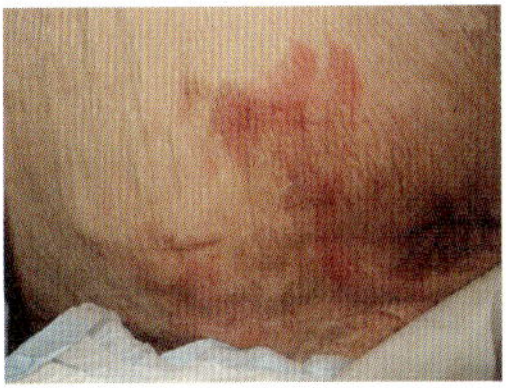

- 骨突出部に限局された領域に消退しない発赤を伴う損傷のない皮膚。

POINT
毛細血管が破綻して血管外に血液の漏出がある状態である

d	1
e	0
s	6
i	0
g	0
n	0
p	0
合計	6

症例② d2：真皮までの損傷

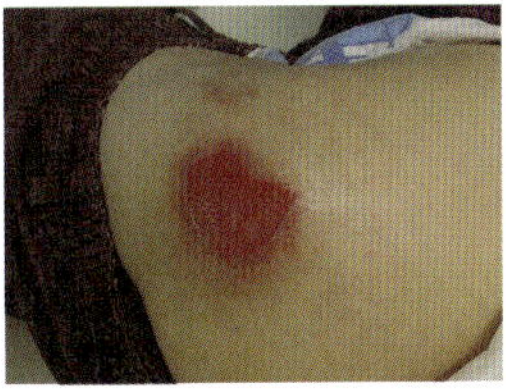

- スラフ（黄色調の壊死組織）を伴わない、創底が薄赤色の浅い潰瘍としてみられる真皮の部分欠損。
- 健常組織と創底との間に段差がなく、真皮までの創部では、毛穴が確認できる。

d	2
e	1
s	6
i	0
g	0
n	0
p	0
合計	7

症例③ d2：真皮までの損傷

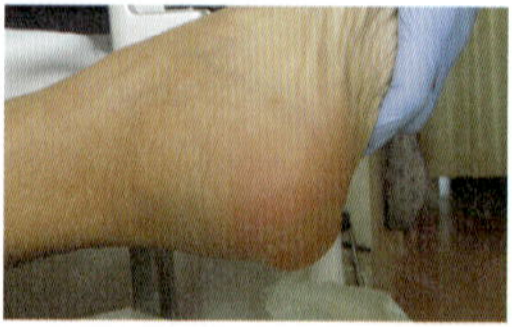

- 皮蓋が破れていない、漿液で満たされた水疱がある。

POINT
水疱が開放／破裂したものもd2に該当する。

d	2
e	0
s	6
i	0
g	0
n	0
p	0
合計	6

症例④ D3：皮下組織までの損傷

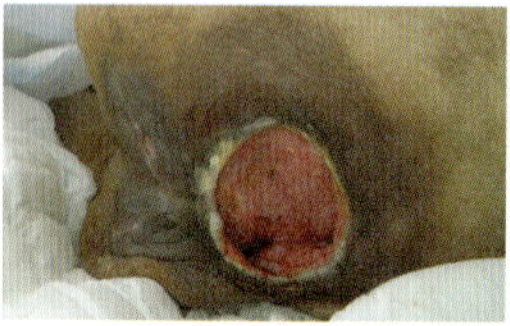

- 創縁と創底の段差がある。
- 骨、筋肉、腱の露出はない。

POINT
D3では、創底には脂肪層の脂肪組織がある場合がある。

D	3
e	3
s	8
i	0
g	1
n	0
p	0
合計	12

症例⑤ D4：皮下組織を超える損傷

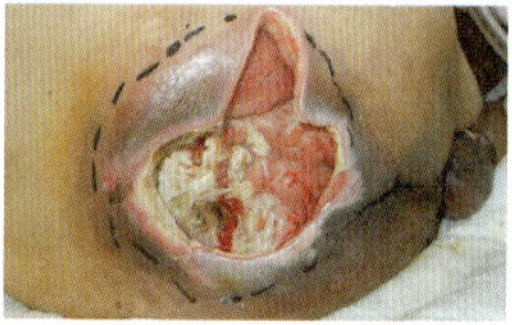

- 創底には乳白色の腱が露出している。

D	4
e	3
s	12
i	0
G	4
N	3
p	0
合計	22

症例⑥ D5：関節腔、体腔に至る損傷

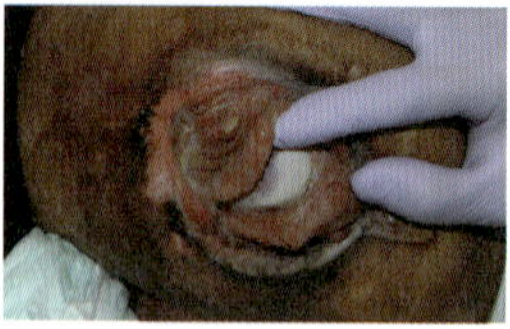

- 腱の露出部位から関節に向かって交通があり、大転子が露出している。

D	5
E	6
s	9
i	0
G	6
N	3
P	9
合計	33

症例⑦ DTI：深部損傷褥瘡（DTI）の疑い

①発見時

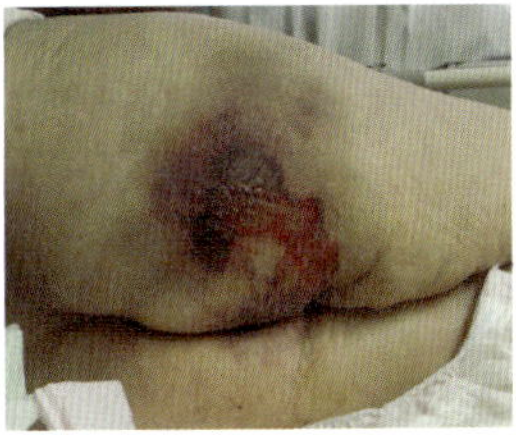

- 長時間倒れているところを発見され緊急入院。一見浅い創傷のように見える。
- 皮膚が茶色や紫に変色し、褥瘡は硬結、熱感を伴っていた。

②3週間後

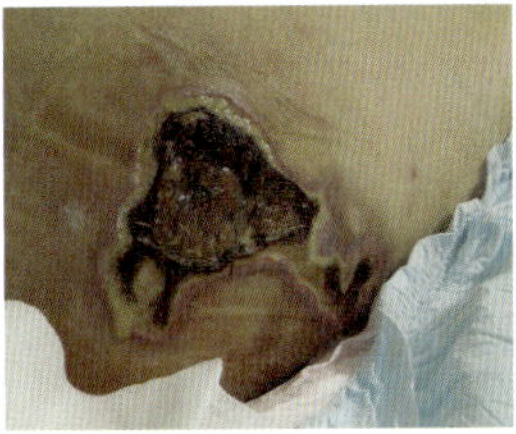

- 周囲の健常組織と壊死組織が境界明瞭となり、外科的デブリードマンを実施。

③1か月後

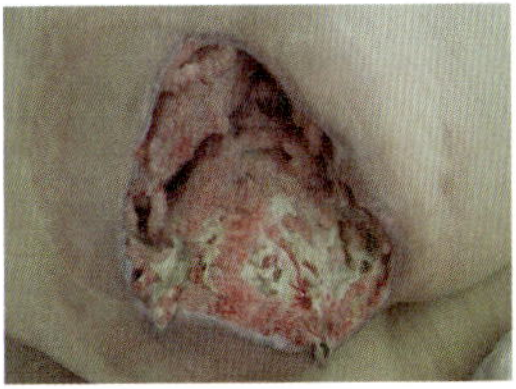

- 壊死組織除去後。創底は筋肉まで達する創傷であった。

①		②		③	
D	DTI	D	U	D	3
e	3	e	3	e	3
s	9	s	9	s	8
i	0	i	0	i	0
g	0	G	6	g	1
n	0	N	3	N	3
p	0	p	0	p	0
合計	12	合計	21	合計	15

DTI疑いの触診・視診での判断ポイント

触診	視診	補助データ
● 熱感 ● 冷感 ● 疼痛 ● 硬結 ● 泥のような浮遊感 など	● 限局性の紫色の皮膚変色 ● 血疱 ● 二重発赤	● 発赤の経緯 ● 血液検査 ● 画像診断

近接する組織と比較する

症例⑧ DU：壊死組織で覆われ深さの判定が不能

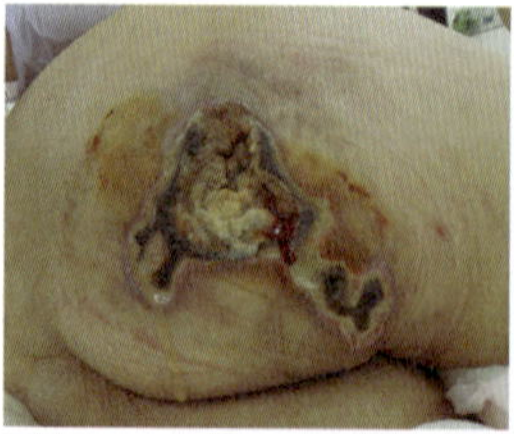

- 創底にスラフ（黄色調の壊死組織）が付着し、潰瘍の実際の深さがまったくわからなくなっている全層組織欠損。

D	U
e	3
s	9
i	0
G	6
N	3
p	0
合計	21

症例⑨ DU：壊死組織で覆われ深さの判定が不能

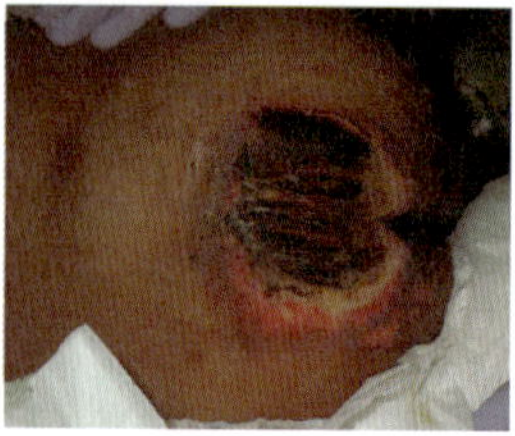

- 創底にエスカー（乾燥した硬い壊死組織）が付着し、潰瘍の実際の深さがまったくわからなくなっている全層組織欠損。

D	U
e	1
s	12
i	0
G	6
N	6
p	0
合計	25

参考 発赤の評価

- d1 では「一時的な発赤」なのか「持続する発赤なのか」を判断する。
- 「ガラス板圧診察法」「指押し法」で3秒押して離したときに白く退色するか確認し、退色すれば発赤、退色しなければ褥瘡と判断する。

ガラス板圧診察法に用いる器具

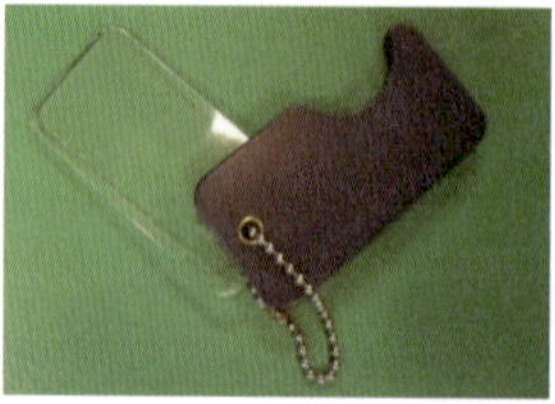

DESIGN-R®2020による評価・採点例②

臨界的定着の評価・採点例

症例 I3C：臨界的定着疑い

①介入時

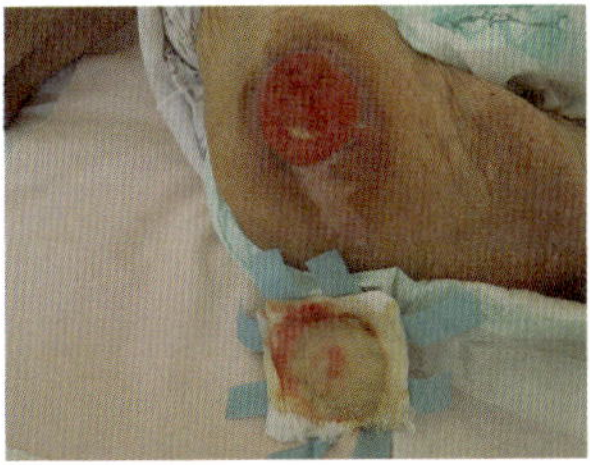

D	3
e	3
s	8
I	3C
G	5
n	0
p	0
合計	19

- 滲出液は多く、浮腫状の脆弱な肉芽がみられる。
- 感染に移行しそうな創であるため、感染をコントロールする目的でカデキソマー・ヨウ素(カデックス® 軟膏)に変更した。

②1週間後

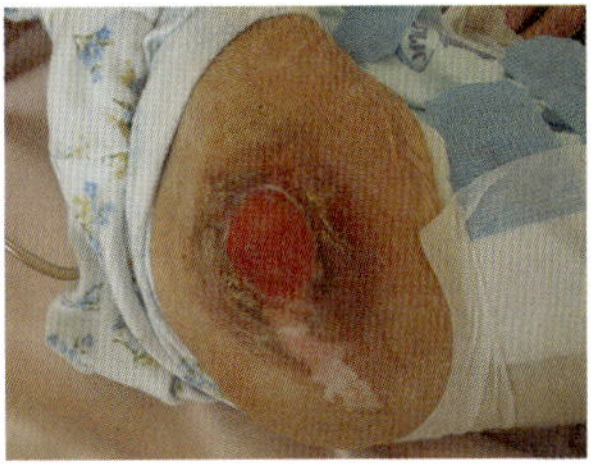

D	3
e	3
s	6
i	0
g	1
n	0
p	0
合計	10

- カデキソマー・ヨウ素に変更後、創部は縮小してきた。

感染の段階と臨界的定着

段階	説明
汚染 (Wound contamination)	●創傷に菌が存在するだけで増殖していない状態。
定着 (Wound colonization)	●増殖能をもつ細菌が創に付着しているが、**創に害を及ぼさない**状態。
臨界的定着 (Critical colonization)	●細菌数が多くなり**創感染に移行しそうな状態**であり、炎症反応・防御反応により創の治癒が遅延した状態。 定着と創感染の中間
創感染 (Wound infection)	●増殖する細菌が組織内部に侵入して**創部に実害(深部感染)を起こしている**状態。

臨界的定着疑いの判断ポイント

視診・触診	●創面には**ぬめり**がある。 ●炎症が持続しているため**滲出液が多い**。 ●**白色**になる場合もある。 ●肉芽の状態は**浮腫状**であり、**脆弱**で**易出血性**である。
細菌学的検査	●細菌学的検査では臨界的定着(critical colonization)か、感染かの**判別は難しい**。 ●バイオフィルムの検出できるキットが市販されている。

〈Part1・参考文献〉
1. 日本褥瘡学会 編:褥瘡ガイドブック 第3版. 照林社, 東京, 2023:23-28.
2. 丹波光子 編著. 先輩になったらこの1冊だけでいい! 褥瘡・創傷ケア. メディカ出版, 大阪, 2021:70-73, 106-111.

PART

2

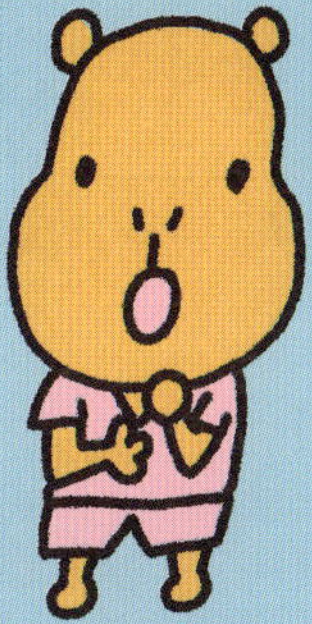

褥瘡の治療・ケア

褥瘡の治療・ケアの基本①

ドレッシング材の特徴と使いかた

まずここをおさえよう！

- ドレッシング材の選択には、**創の状態**と**滲出液の量**が重要である。
- ドレッシング材は**保険償還**のあるものと、ないものがある。
- 保険償還のあるものは、創傷の深さによって価格が異なる。
- 銀を含有し抗菌効果があるものや、バイオフィルムの除去に効果的なものもある。

ドレッシング材の特徴

- 創傷治癒を促進するためには、**創面の乾燥状態や過剰な滲出液の創内への貯留を防ぐ**必要がある。
- 適切な湿潤環境を創面に形成するために、**創の状態**に合わせてドレッシング材を選択する。
- ドレッシング材は、機能的に4つに分類される。

ドレッシング材の機能的分類

① 創面を閉鎖し、湿潤環境を形成するドレッシング材

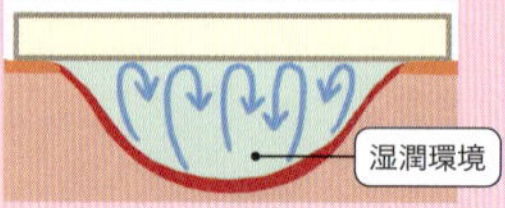

- ポリウレタンフィルム
- ハイドロコロイド

② 乾燥した創を湿潤させるドレッシング材

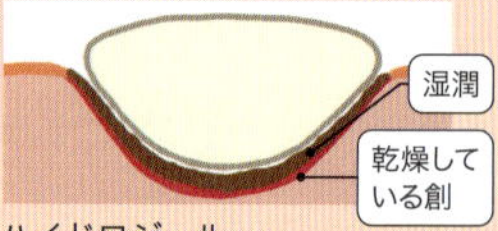

- ハイドロジェル

③ 滲出液を吸収し保持するドレッシング材

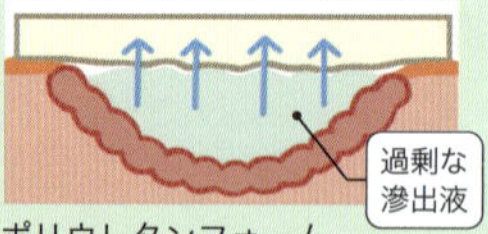

- ポリウレタンフォーム
- 親水性ファイバー
  - ▼アルギン酸塩
  - ▼ハイドロファイバー®

④ 抗菌効果のあるドレッシング材

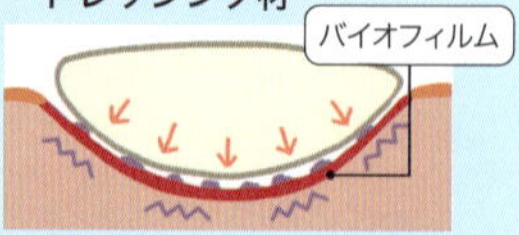

- 銀が含有されたハイドロコロイド
- 銀が含有されたポリウレタンフォーム
- 銀が含有された親水性ファイバー

①創面を閉鎖し、湿潤環境を形成するドレッシング材

特徴

粘着性のドレッシング材が創周囲の皮膚に密着し、創面を閉鎖環境にし、湿潤環境を形成する。

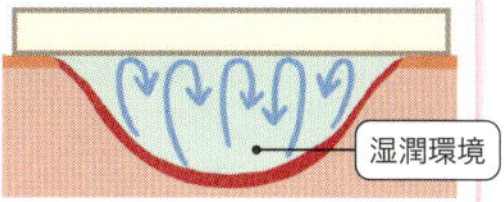

ポリウレタンフィルム

特徴
- 透明あるいは半透明の**ポリウレタンフィルム**に、**耐水性のある粘着剤**を塗布したドレッシング材。
- 他のドレッシング材の**固定、創面を保護**する目的で使用する。

商品の例
- オプサイト® ウンド(スミス・アンド・ネフュー株式会社)
- 3M™ テガダーム™ トランスペアレント ドレッシング(ソルベンタム合同会社)
- [優肌]パーミロール®(株式会社ニトムズ)

ハイドロコロイド

特徴
- 疎水性ポリマーと親水性ポリマーでできた**粘着層**と、防水加工を施した**外層**で構成されたドレッシング材。
- 滲出液を吸水した部分は**ゲル状に変化**し、創面の湿潤環境を保持する。

ハイドロコロイドが溶解した例

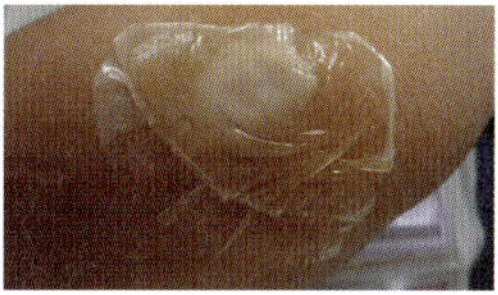

- ハイドロコロイドが溶解すると隙間ができ、閉鎖環境が維持できない。

使用方法
- 創より**3cm以上大きいもの**を選択する(カットして使用も可能)。
- **連続 7 日まで**使用できる。
- ゲル状に変化するなどして、剥がれや隙間ができると閉鎖環境が維持できないため交換する。

商品の例
- デュオアクティブ® ET(コンバテック ジャパン株式会社)
- レプリケア® ET/レプリケア® ウルトラ(スミス・アンド・ネフュー株式会社)
- コムフィール プラス(コロプラスト株式会社)

②乾燥した創を湿潤させるドレッシング材

特徴

乾燥した創傷や壊死組織を、水分によって軟化させ治癒を促す。

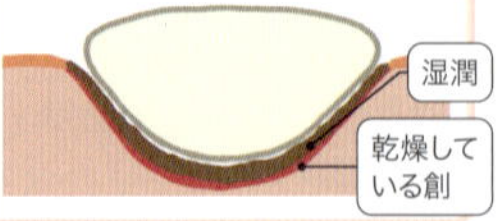

ハイドロジェル

特徴
- 大部分が水で構成された**ジェル状**のドレッシング材。
- チューブ入りの形状のものは、**乾燥した壊死組織**を軟化させ**自己融解を促進**する。

使用方法
- **創全体を覆う**程度の量を塗布し、ポリウレタンフィルムなどジェルを吸収せず**閉鎖環境を維持できる素材**で被覆する。
- **2～3日ごと**に交換する。

ハイドロジェルの塗布例

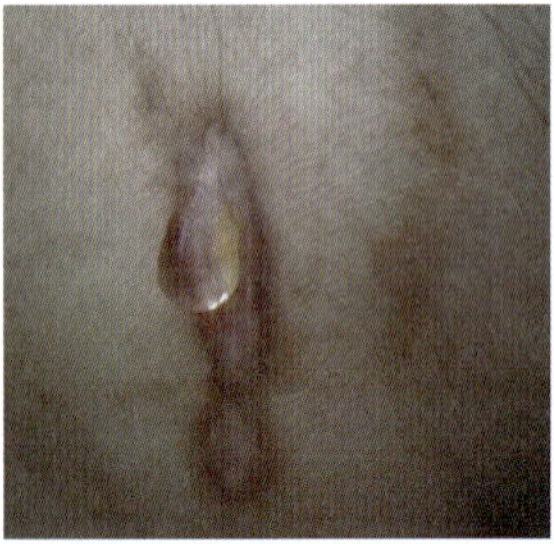

- 乾燥した壊死組織を軟化させる目的でハイドロジェルを塗布する。

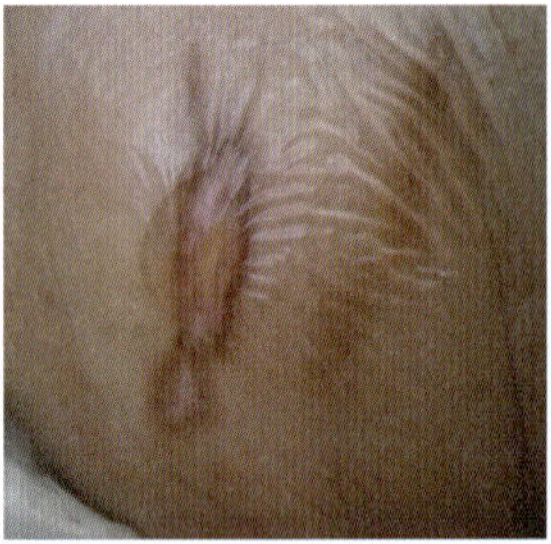

- ハイドロジェルの上からポリウレタンフィルムで保護する。

商品の例
- イントラサイト ジェル システム（スミス・アンド・ネフュー株式会社）
- グラニュゲル®（コンバテック ジャパン株式会社）
- Sorbact® ジェルドレッシング（センチュリーメディカル株式会社）

③ 滲出液を吸収し保持するドレッシング材

特徴

余分な滲出液を貯留させないように、創面の滲出液を吸収する。吸水力にすぐれ、かつ滲出液を保持し湿潤環境を保つ。

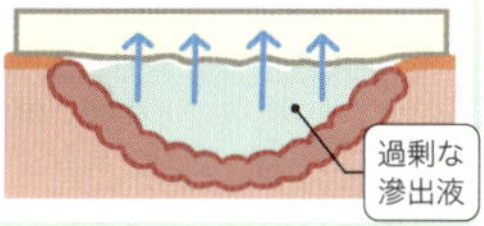

ポリウレタンフォーム

特徴

- 多層構造で水分吸収力にすぐれ、創に**過剰な滲出液を溜めない**ように吸収する。
- 滲出液によりドレッシング材が崩壊しないため、創に**残渣が残らない**。
- 吸収層に自着性があるもの、非固着性のもの、アクリルまたはシリコーン系粘着剤を使用したものがある。

使用方法

- **創全体を被覆できる**サイズを選択する（非粘着式の場合はカットして使用も可能）。
- **連続 7 日まで**使用できるが、**滲出液が外に漏れ出す前**に交換する。
- 非粘着式の場合は、医療用粘着テープや部位によっては包帯などで固定する。
- シリコーン系粘着剤を使用している商品は、交換日以外に創部の観察などで一度剥がしても再度粘着することができる。

商品の例

- ハイドロサイト® プラス（スミス・アンド・ネフュー株式会社）
- メピレックス®（メンリッケヘルスケア株式会社）
- バイアテン®（コロプラスト株式会社）
- Sorbact® フォームドレッシング（センチュリーメディカル株式会社）

交換頻度が適切でない例

- この症例では、ポリウレタンフォーム（ハイドロサイト® プラス）が滲出液を吸収しきれずに剥がれている。

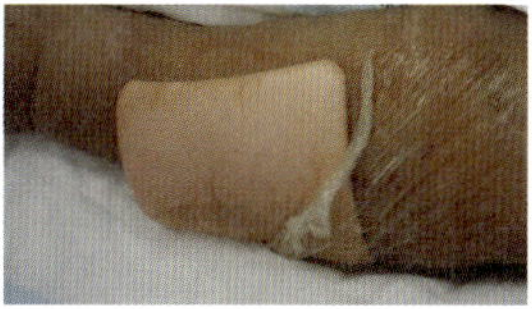

親水性ファイバー

特徴
- 滲出液を吸収するとただちに**ゲル化**して創面の湿潤環境を維持する。

アルギン酸塩	● 昆布から抽出されたアルギン酸塩を繊維状にからませたもの。ゲル化する際にカルシウムイオン（止血凝固因子第IV因子）を放出し、**止血効果**が得られる。
ハイドロファイバー®	● このゲルは**崩れにくく**、ポケットなどに挿入した場合、**除去がしやすい**。

使用方法
- **創のサイズに合わせて**カットして、**創内に充填**する。
- 滲出液を吸収するとゲル化するため、密閉をしなくても湿潤環境を維持できる。
- **2～3日ごと**に交換はするが、滲出液が少ない場合は**連続7日を超えない**範囲とする。交換時は、ゲル化したドレッシング材が**創内に残らない**よう除去可能な場合は除去する。

商品の例
- アクアセル® フォーム（コンバテック ジャパン株式会社）
- アルゴダーム トリオニック（スミス・アンド・ネフュー株式会社）
- カルトスタット®（コンバテック ジャパン株式会社）

アルギン酸塩の使用例

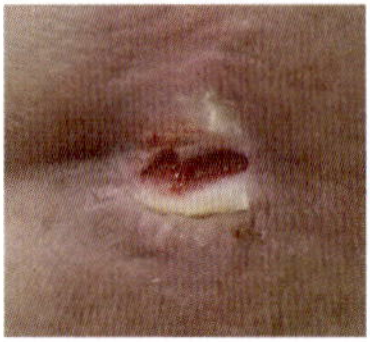
● 創周囲皮膚が浸軟しており、過剰な滲出液のコントロールが必要。

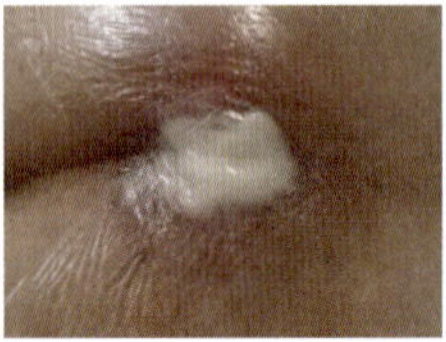
● アルギン酸塩（カルトスタット®）を創内に充填し、ポリウレタンフィルム材（3M™ テガダーム™ トランスペアレント ドレッシング）で保護。

親水性メンブラン

特徴
- アミノ多糖類の一種であるキチンを成分としており、**滲出液を吸収する**。
- 滲出液を吸水しても**溶け崩れない**。

使用方法
- **創内に充填**し、**ガーゼなどで被覆**する。

商品の例
- ベスキチン®W／ベスキチン®W-A（ニプロ株式会社）

④抗菌効果のあるドレッシング材

特徴

ドレッシング材が接触している部分に抗菌効果を発揮する。

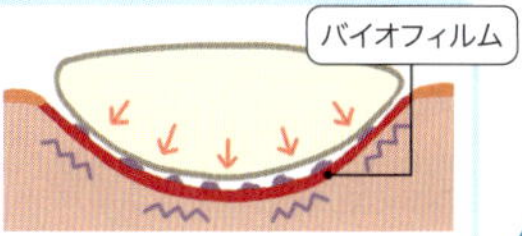

銀含有の商品

特徴

- **銀含有ハイドロコロイド**、**銀含有ポリウレタンフォーム**、**銀含有親水性ファイバー**がある。
- 創の状態や滲出液の量に応じて形状を選択する。

商品の例

- バイオヘッシブ®Ag(アルケア株式会社)
- ハイドロサイト® ジェントル 銀(スミス・アンド・ネフュー株式会社)
- アクアセル®Ag フォーム(コンバテック ジャパン株式会社)

+α　保険償還のあるドレッシング材(創傷被覆材)

- 特定保険医療材料に分類されているドレッシング材は、診療報酬(手技料等)とは別に**医療材料**として算定が可能である。
- 創傷被覆材は保険適用期間に制限があるため、長期に使用したい場合などは保険償還のないドレッシング材の機能に着目して使用する。薬局やインターネットで入手できる。

保険償還のあるドレッシング材の使用時のポイント

創の深さに応じた選択

- 創の深さに応じて、以下の機能区分が定められている。
- 創の深さに応じた適切な材料を使用した場合のみ算定が可能。

真皮に至る創傷用　**皮下組織**に至る創傷用　**筋・骨**に至る創傷用

保険請求できる期間

〈医療機関〉

- **2週間**を標準とする。
- とくに必要と認められる場合
  ➡**3週間を限度**とする。

〈在宅〉

- 皮膚欠損用創傷被覆材及び非固着性ガーゼについて、条件を満たせば原則として**3週間を限度**として算定する。

※それ以上の期間において算定が必要な場合は、診療報酬明細書の摘要欄に詳細な理由を記載する。

褥瘡の治療・ケアの基本②

ドレッシング材の貼りかた・剥がしかた

まずここをおさえよう！

- **関節**や**骨突出部**、**臀裂部**などはドレッシング材が密着しにくく、また可動により剥がれやすい。
- 剥がれやすい部位の貼りかたのコツは、**「追従させる」**ことである。
- ドレッシング材を効果的に使用することで創傷治癒を促進し、二次的な皮膚障害を予防できる。
- 正しい剥がしかたをすることも重要である。
- 剥がしかたのコツは、**「剥離刺激を最小限にする」**ことである。

剥がれやすい部位の貼りかたのコツ（仙骨・尾骨部）

臀裂部に浮きが発生するとき

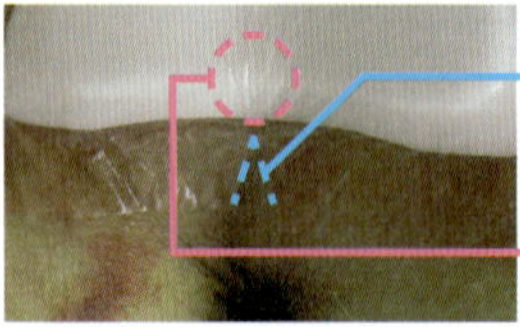

コツ ●臀裂部が浮きやすい場合は、**切り込みを入れる**と密着しやすい。

注意 ●滲出液がしみ出ることがあるため、**パッド部分を切らない**ように注意。

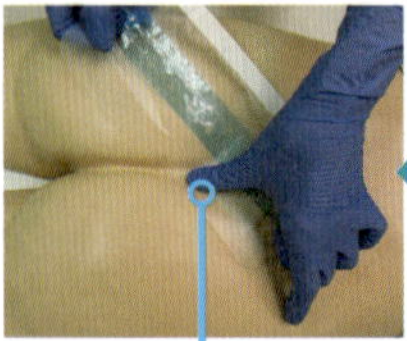

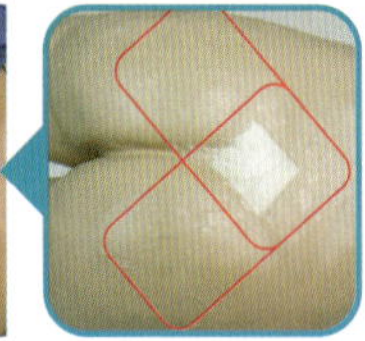

●ドレッシング材を貼る向き

コツ ●**クロスに貼付する**と臀裂部のくぼみに密着し、隙間ができにくい。
●臀裂部を起点として指でしっかり押さえてから、臀部の皮膚に沿わせるように貼付する。

頭側挙上時のずれ力により、めくれやすいとき

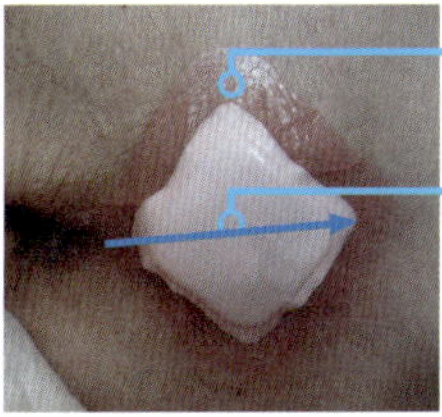

コツ ●ずれの方向(矢印)に対角線に合わせて、**ひし形に貼付**するとめくれにくい。

コツ ●皮膚にたるみがある場合は**皮膚を伸展**させ、肛門側から頭側に向かって貼付すると臀裂部が密着する。

外周部が剥がれやすいとき

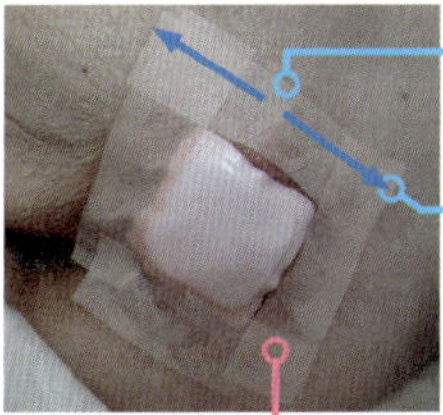

コツ ●サージカルテープやポリウレタンフィルムで**周囲を固定**する。

コツ ●適切な長さに切ったテープを、**中心から外側に向かって**皮膚に沿わせるように貼る。

注意 ●引っ張りながら貼ると、**皮膚に張力がかかり**水疱形成することがある。

剥がれやすい部位の貼りかたのコツ(踵部)

踵にドレッシング材が密着しないとき

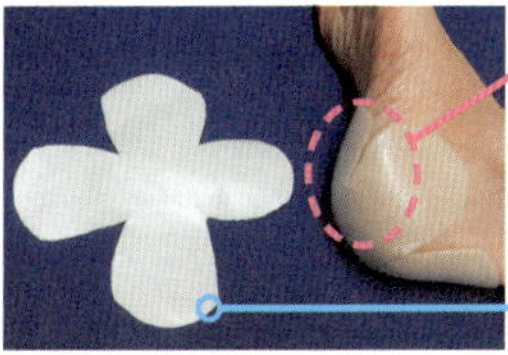

注意 ●足底部にドレッシング材が重なると、歩行時に圧迫され**潰瘍発生のリスク**となるため注意。

コツ ●**立体的になるように**切り込みを入れる。

剥がしかたのコツ

伸縮性のあるドレッシング材(ポリウレタンフィルムなど)

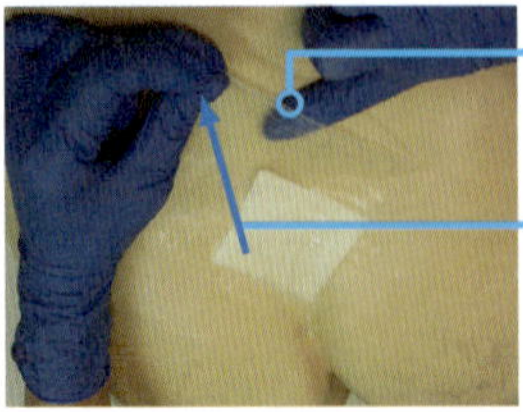

コツ ●片方の指で皮膚を押さえる。

コツ ●**皮膚と平行にやさしく引っ張る**と自然と浮くように剥がれる。

伸縮性のないドレッシング材・テープ(創傷被覆材、サージカルテープなど)

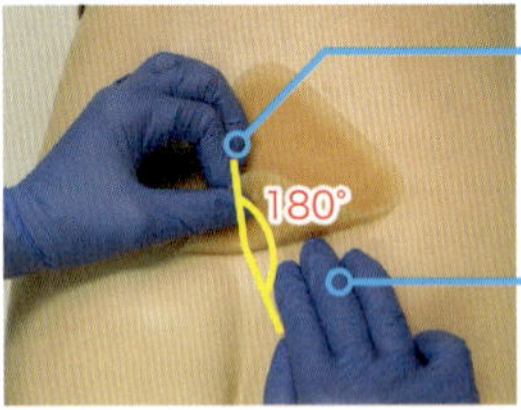

コツ ●180°の角度をつけて**折り返すようにゆっくり剥がす。**

コツ ●片方の指で皮膚を押さえる。

共通のコツ ●体毛が目立つ部位は、体毛に逆らわない方向に剥がす。
●皮膚が脆弱な場合は、剥離剤を使用する。

剥がしかたを横から見た図

伸縮性のあるドレッシング材

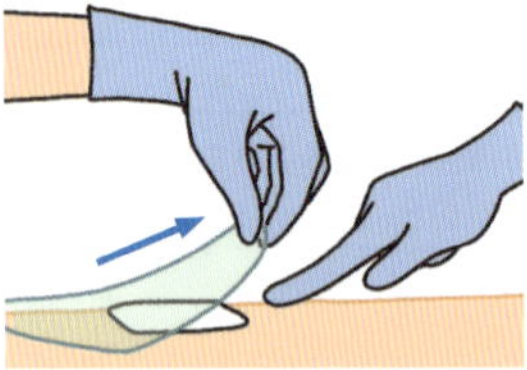

伸縮性のないドレッシング材・テープ

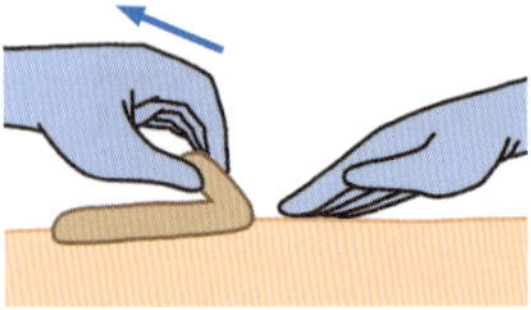

褥瘡の治療・ケアの基本③

外用薬の特徴と使いかた

まずここをおさえよう！

- **感染・壊死組織・肉芽の状態**とともに**滲出液の量**をみて、選択する。
- 創部をしっかりと**洗浄**してから使用する。

主薬と基剤

- 外用薬を選択する際は、「主薬」だけでなく、「基剤」を知って使用する。

外用薬の構成

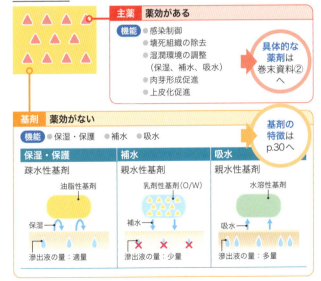

主薬 薬効がある

機能
- 感染制御
- 壊死組織の除去
- 湿潤環境の調整（保湿、補水、吸水）
- 肉芽形成促進
- 上皮化促進

具体的な薬剤は巻末資料②へ

基剤 薬効がない

機能 ● 保湿・保護 ● 補水 ● 吸水

基剤の特徴は p.30へ

保湿・保護	補水	吸水
疎水性基剤	親水性基剤	親水性基剤

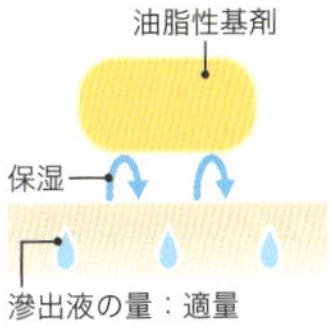

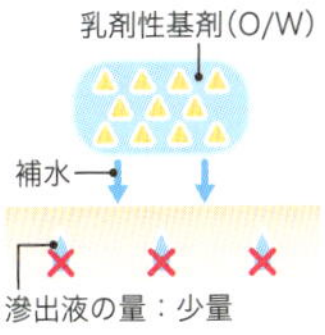

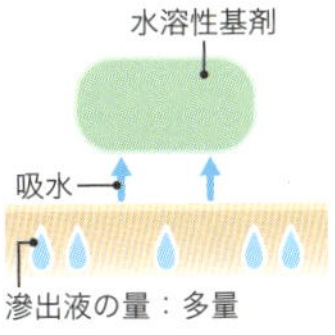

基剤　褥瘡・創傷に用いられる外用薬の基剤の特徴

分類とはたらき		特徴
疎水性基剤	油脂性基剤	●油分のみで水となじまない性質。 ●滲出液を創面の上にとどめることで**保湿作用**を発揮し、水分が過剰でない創面においても湿潤環境を保持するなど**保護効果**がある。
親水性基剤	乳剤性基剤	●含有する水分量が多い。 ●乾燥した創面に水分を付与する**補水作用**を発揮。 ●滲出液が少なく湿潤性が低下した創面に、補水作用で適切な湿潤環境を保持。
	水溶性基剤	●水分や分泌物を吸収・溶解する。 ●滲出液が多く、過剰に湿潤した創面の**滲出液を吸収**（**吸水**）することで創面の適正な湿潤環境を保持。

基剤　褥瘡・創傷に用いられる外用薬の軟膏基剤による分類

分類		商品名	一般名（有効成分）
疎水性基剤 油脂性基剤 保湿・保護	鉱物性 動植物性	**薬剤の種類**：白色ワセリン、プラスチベース、亜鉛華単軟膏、亜鉛華軟膏	
		●亜鉛華軟膏	●酸化亜鉛
		●アズノール®軟膏	●ジメチルイソプロピルアズレン
		●プロスタンディン®軟膏	●アルプロスタジルアルファデクス
親水性基剤 乳剤性基剤 補水	水中油型 （O/W型）	**薬剤の種類**：親水軟膏、バニシングクリーム	
		●ゲーベン®クリーム	●スルファジアジン銀
親水性基剤 水溶性基剤 吸水		**薬剤の種類**：マクロゴールなど	
		●アクトシン®軟膏	●ブクラデシンナトリウム
		●ブロメライン軟膏	●ブロメライン
		●ユーパスタ®軟膏	●精製白糖・ポビドンヨード
		●デブリサン®ペースト	●デキストラノマー
		●カデックス®軟膏	●カデキソマー・ヨウ素

倉繁祐太：褥瘡に用いる外用薬の概要．日本褥瘡学会 編．褥瘡ガイドブック 第3版．照林社，東京，2023：56．を参考に作成

主薬 褥瘡・創傷に用いられる外用薬の主薬の分類と機能

商品の例は「巻末資料②」参照

一般名(有効成分)/商品名	薬理作用
感染制御(抗菌効果):大きく分けてヨウ素系製剤と銀製剤に分類される。前者は滲出液の多い創に、後者は滲出液の少ない創に使用されることが多い。	
カデキソマー・ヨウ素 (カデックス®軟膏)	抗菌効果と壊死組織除去効果を併せもつ
ヨウ素 (ヨードコート®軟膏)	抗菌効果(滲出液を吸収し、創面の湿潤保持)と潰瘍治療促進効果
ポビドンヨード・シュガー (ユーパスタ®軟膏)	ポビドンヨードによる滅菌効果と白糖による浮腫軽減による創傷治癒効果
ポビドンヨード (イソジン®ゲル)	ヨウ素の抗菌作用による感染制御作用
スルファジアジン銀 (ゲーベン®クリーム)	幅広い病原菌に有効。とくに緑膿菌に強い抗菌効果
壊死組織の除去:蛋白分解酵素、あるいは基剤の補水機能で壊死組織融解が促進するスルファジアジン銀がある。	
ブロメライン(ブロメライン軟膏)	蛋白分解酵素
スルファジアジン銀	基剤の補水機能で壊死組織融解が促進する
肉芽形成・上皮化促進:血流促進、血管新生、肉芽形成促進、表皮角化細胞増殖などの作用をもち、多数の種類がある。	
ブクラデシンナトリウム (アクトシン®軟膏)	肉芽形成と上皮化促進
アルプロスタジル アルファデクス (プロスタンディン®軟膏)	肉芽形成と上皮化促進
トラフェルミン (フィブラスト®スプレー)	肉芽形成促進
その他	
酸化亜鉛(亜鉛華軟膏)	抗炎症作用(むしろ基剤の保護効果が重要)
ジメチルイソプロピルアズレン (アズノール®軟膏)	抗炎症作用(むしろ基剤の保護効果が重要)
ヨードホルム (ヨードホルムガーゼ)	ヨードホルムそのものには殺菌作用はなく、体液に溶けて徐々に分解し、ヨウ素を遊離して殺菌作用を発揮

髙橋慎一:外用薬"これだけ知って"選択の基準. 溝上祐子 編. 褥瘡・創傷のドレッシング材・外用薬の選び方と使い方 第2版. 照林社, 東京, 2021:32-33. を参考に作成

創の状態に応じた外用薬の選択の基準

創の状態に応じた選択

- 創の状態に応じた外用薬の選択は、以下を確認する。

感染・炎症の有無	固着した壊死組織の有無
肉芽増殖の有無	滲出液の量

皮膚が欠損している場合の選択

- DTI 疑いなどの創傷においても、皮膚が欠損している場合は **wound bed preparation(創面環境調整)**が推進できる外用薬を選択する。
- wound bed preparation(創面環境調整)とは、創傷を治す考えかたである。
- この基本概念に以下があり、TIMERS といわれる。

TIMERS

- **T** 壊死組織の管理 (Tissue non-viable or deficient)
- **I** 感染・炎症の管理 (Infection or Inflammation)
- **M** 滲出液の管理 (Moisture imbalance)
- **E** 創辺縁の管理 (Edge of wound, non-advancing or undermined)
- **R** 修復・再生 (Repair／Regeneration)
- **S** 社会・患者関連要因 (Social and patient-related factors)

「TIMERS」は上記の「T」「I」「M」「E」「R」「S」のどれを優先するかなど、ケアの方策を考えるための概念となります

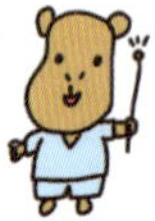

創の状態に応じた外用薬の選択

①感染・炎症がある（周囲に発赤・腫脹・熱感がある）	
滲出液：多量	**滲出液：少量**
●カデキソマー・ヨウ素 （カデックス®軟膏） ●ポビドンヨード・シュガー （ユーパスタ®軟膏） ●ヨウ素 （ヨードコート®軟膏）	●スルファジアジン銀 （ゲーベン®クリーム）
②固着した壊死組織がある	
滲出液：多量 （白い壊死組織で覆われている）	**滲出液：少量** （黒い壊死組織で覆われている）
●カデキソマー・ヨウ素 ●ポビドンヨード・シュガー ●ヨウ素 ●ブロメライン （ブロメライン軟膏）	●スルファジアジン銀
③肉芽の増殖がみられる	
滲出液：多量 **肉芽：凹凸が強く、色調は悪い** （クリティカルコロナイゼーションを疑う）	**滲出液：少量** **肉芽：色調はきれい** （赤色）
●カデキソマー・ヨウ素 ●ポビドンヨード・シュガー ●ヨウ素	●ブクラデシンナトリウム （アクトシン®軟膏） ●アルプロスタジル アルファデクス （プロスタンディン®軟膏） ●トラフェルミン （フィブラスト®スプレー）
④深部損傷褥瘡（DTI）が疑われる	**⑤創底が浅い**
滲出液：ほとんどない **発赤・栗色の血疱がみられる** （DTIの初期）	**創底・肉芽は赤色**
●ジメチルイソプロピルアズレン （アズノール®軟膏） ●白色ワセリン ●スルファジアジン銀	●白色ワセリン ●ジメチルイソプロピルアズレン

杉本はるみ：滲出液が「少ない」「多い」場合．溝上祐子 編．褥瘡・創傷ドレッシング材・外用薬の選び方と使い方 第2版．照林社，東京，2021：77-79．を参考に作成

DESIGN-R®2020に準拠した外用薬の選択（慢性期の深い褥瘡）

Necrotic tissue（壊死組織）N➡n	Inflammation/Infection（炎症／感染）I➡i	Exudate（滲出液）E➡e
カデキソマー・ヨウ素	**カデキソマー・ヨウ素**	滲出液が多い **カデキソマー・ヨウ素**
スルファジアジン銀	**スルファジアジン銀**	滲出液が少ない[感染創] スルファジアジン銀
デキストラノマー		滲出液が多い デキストラノマー
		滲出液が少ない 乳剤性基剤の軟膏
ブロメライン		
	ポビドンヨード	
精製白糖・ポビドンヨード	**精製白糖・ポビドンヨード**	滲出液が多い **精製白糖・ポビドンヨード**
ヨードホルム	ヨードホルム	

臨床試験や疫学研究の根拠があり、行うよう勧められる。

根拠は限られているが、行ってもよい。

Granulation (肉芽形成) G➡g	Size (大きさ) S➡s	Pocket (ポケット) P➡(−)
アルプロスタジルアルファデクス	アルプロスタジルアルファデクス	
臨界的定着の疑い カデキソマー・ヨウ素		
	酸化亜鉛	
	ジメチルイソプロピルアズレン	
臨界的定着の疑い スルファジアジン銀		
トラフェルミン	トラフェルミン	滲出液が少ない トラフェルミン
ブクラデシンナトリウム	ブクラデシンナトリウム	
精製白糖・ポビドンヨード	精製白糖・ポビドンヨード	滲出液が多い 精製白糖・ポビドンヨード
臨界的定着の疑い 精製白糖・ポビドンヨード		

日本褥瘡学会 編：褥瘡に用いる外用薬の概要．褥瘡ガイドブック 第3版．照林社，東京，2023：55．より一部改変して転載

外用薬を用いたケアの手順

1. 洗浄

- 薬剤の効能を十分に活かすためにも、創面をしっかり洗浄する。
- **創周囲皮膚を洗浄する**ことも感染制御・治癒を促進させる。
- **原則1日1回**、汚染された場合などは追加で行う。
- ポケットの洗浄は、薬剤の残存がないよう**綿棒などを用いて**しっかりと洗い流す。

2. 創周囲皮膚の保護

保護が必要な場合	使用するもの
親水性基剤のスルファジアジン銀を使用	● **撥水効果のあるもの** ▼白色ワセリン ▼ジメチルイソプロピルアズレン(アズノール®軟膏) ● **皮膚被膜剤**　など
蛋白分解酵素であるブロメラインを使用	
滲出液が多い場合(外用薬は問わない)	

3. 外用薬の使用

- 創部の**状態に応じた外用薬**を使用し、創部の**大きさに応じた量**を用いる(➡ p.37)。
- 詳細は本項目(➡ p.29 ～ 38)を参照。

4. ドレッシング材などで保護

ガーゼ

- 安価で、吸水力や通気性にすぐれるガーゼは、外用薬を塗布した後の被覆に多く用いられる。
- 使用量は、**基剤の機能**(保湿、補水、吸水)や**創部の滲出液量**をふまえて検討する。
- 外用薬がガーゼのみに吸収され、薬効が創部に提供できていないということは避ける。

シリコーン系ドレッシング材・非固着性ガーゼ

- 創縁や創周囲皮膚への**固着予防が必要**な場合などに使用する。

創の状態に応じた外用薬の使用

大きな創

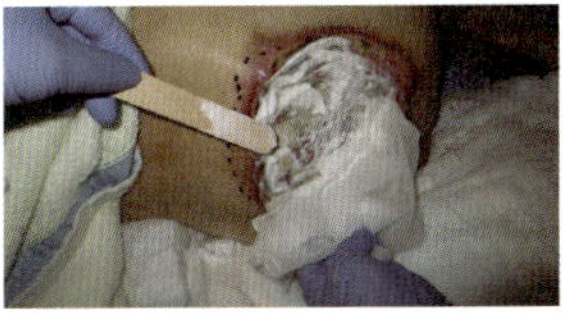

- スルファジアジン銀(ゲーベン®クリーム)を塗布。
- 創縁には白色ワセリンを塗布して創周囲皮膚を保護。

ポケット

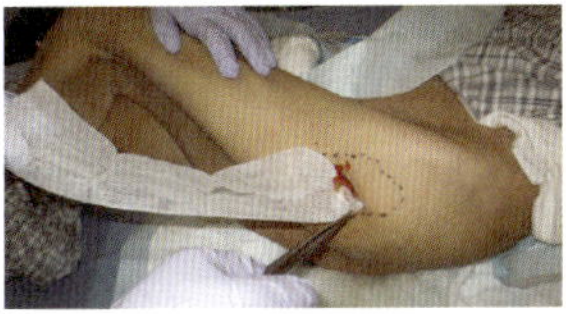

- ポビドンヨード・シュガー(ユーパスタ®軟膏)を塗布。
- さばきガーゼを利用してポケット内に充填。

良性の肉芽

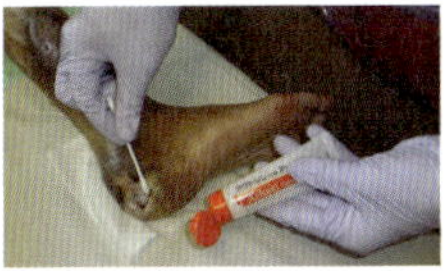

- ブクラデシンナトリウム(アクトシン®軟膏)を塗布。
- 小さな傷のため、綿棒を使用。

頭部褥瘡(左後頭部)

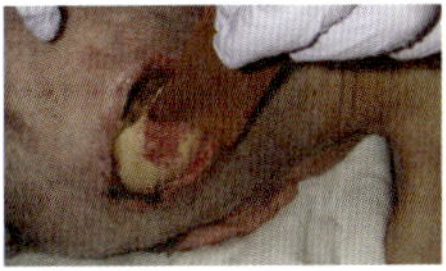

- カデキソマー・ヨウ素(カデックス®軟膏)を塗布し、感染コントロールと壊死組織の融解を期待。

外用薬の使用の注意点

カデキソマー・ヨウ素 (カデックス®軟膏)	● 洗浄後、潰瘍面に**3mmの厚さ**をめやすに塗布する。 ● 基剤が高分子吸水ポリマービーズにヨウ素を含浸させていることから、ポケット内に**基剤が残存しやすい**ため、注意する。
スルファジアジン銀 (ゲーベン®クリーム)	● 固着した黒色壊死組織に**格子状のカット**を入れて使用すると浸透しやすく、壊死組織の自己融解が進む。 ● ガーゼに**吸水される量と創の深さを考慮**して充填する。
トラフェルミン (フィブラスト®スプレー)	● 原則は、1日1回、潰瘍面から**5cm離して5噴霧、30秒待って**ガーゼで保護する。 ● 肉芽増殖期に使用されるため、**壊死組織に噴霧しても効果はない**。
ブロメライン (ブロメライン軟膏)	● **乾いた創部に使用しても効果はない。** ● 基剤はマクロゴールで、主薬はパイナップルの分解酵素であるブロメライン。正常皮膚に付着すると過敏症状が現れやすいため、**創周囲を白色ワセリンなどで保護**する。

症例① 滲出液が少ない褥瘡(仙骨部)

- 90歳代、女性。
- 固着した黒色壊死組織に覆われ、滲出液は少なかった。
- スルファジアジン銀(ゲーベン®クリーム)を使用した。

治療開始

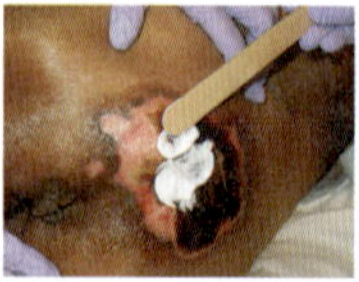

1週間後：融解した壊死組織のデブリードマンを実施

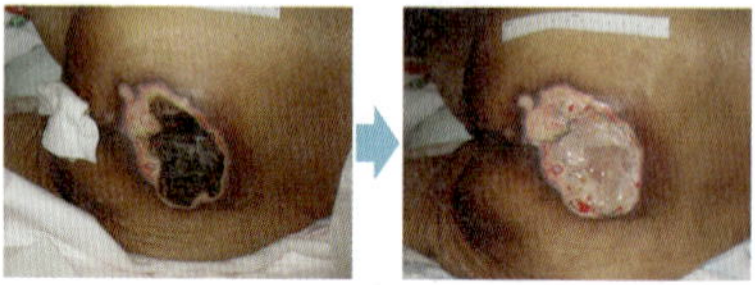

- **18G針で格子状にカット**を入れてゲーベン®クリームを浸透しやすくし、**壊死組織の自己融解促進**をめざした。
- **毎日のガーゼ交換**で、周囲からの自己融解が進み、早期に黒色壊死組織の除去が行えた。
- 除去後は滲出液コントロールと柔らかい壊死組織除去のため、**カデキソマー・ヨウ素**(カデックス®軟膏)を使用した。

症例② 滲出液が多い褥瘡(右大転子部)

- 80歳代、女性。
- 創底に腱が露出する褥瘡。ポケットも大きく、滲出液多量であった。
- ポビドンヨード・シュガー(ユーパスタ®軟膏)を使用した。

治療開始：創内に薬剤を充填

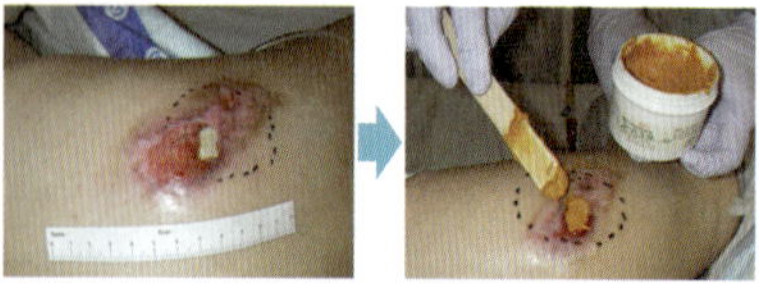

4週間後

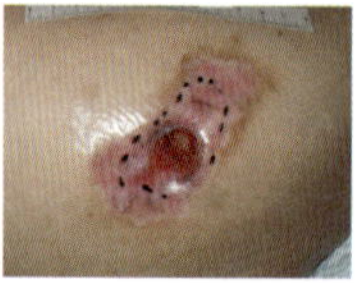

- ユーパスタ®軟膏は、さばきガーゼを利用して**創内に充填**し、**毎日洗浄してガーゼ交換**をした。創内肉芽の浮腫は徐々に軽減し、滲出液は減少した。
- 4週間後には、創底は赤色の肉芽が出現し、**トラフェルミン**(フィブラスト®スプレー)に変更した。

褥瘡の治療・ケアの基本④

創周囲皮膚と創部の洗浄方法

まずここをおさえよう！

- 創周囲皮膚は滲出液や膿、汗や皮脂などが付着し汚染されることで菌が繁殖しやすく、創部に**バイオフィルム**が形成されやすい。
- 近年、バイオフィルムは多くの難治性創傷に悪影響を与えていることがわかった。
- バイオフィルムの存在は、**褥瘡の治癒を遅延させる**ことにつながる。
- そのため、洗浄方法は創傷管理の新しい概念**「Wound hygiene（創傷衛生）」**を取り入れて行う。

Wound hygiene（創傷衛生）の4つのステップと洗浄のポイント

①cleanse 洗浄

↓

②debride デブリードマン

↓

③refashion 創縁の新鮮化

↓

④dress 創傷の被覆

洗浄のポイント

①**創周囲皮膚**および**創底**を十分に洗浄する

②表面の**壊死組織**、創傷の**組織の残骸**、**バイオフィルム**などを除去する

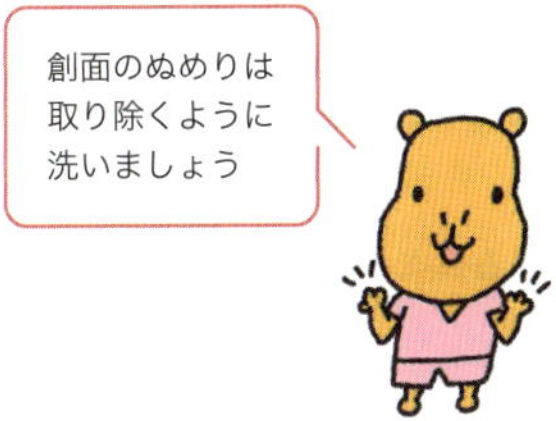
創面のぬめりは
取り除くように
洗いましょう

洗浄のポイント

洗浄剤を正しく使う

- 泡立てるタイプの洗浄剤は、**しっかりと泡立てて使用する**ことで洗浄力が期待できる。

適切な洗浄剤を選択する

●創部の状態に合わせて、適切な洗浄剤を選択する。

皮膚が脆弱で乾燥している	●**弱酸性のセラミド入り**の洗浄剤を使用するとよい。
創周囲皮膚および創部に真菌が検出された	●**ミコナゾール硝酸塩**を配合した洗浄剤を使用するとよい。
バイオフィルムを効果的に除去したい	●**界面活性剤**を含んだ創傷洗浄剤を使用するとよい。

適切な頻度で洗浄する

●創感染や褥瘡にポケットがある、軟膏処置をしている場合は、**1日1回**洗浄する。
●ドレッシング材を貼付している場合は、**ドレッシング材を貼り替える際**にしっかりと洗浄する。

適切な洗浄を行う

●創周囲皮膚**10～20cmの広い範囲**を洗浄する(**左下図**)。
●ガーゼまたは市販のクレンジングパッド(**右下図**)を用いて、**創周囲皮膚**および**創部**をしっかりと洗浄する。
●創周囲皮膚および創部に洗浄剤が残らないように、**十分な量の微温湯**で洗い流す。

洗浄後は正しく拭く

●洗浄後は、清潔な乾いたガーゼなどで**擦らずに押さえ拭き**する。

ポケットがある褥瘡の場合

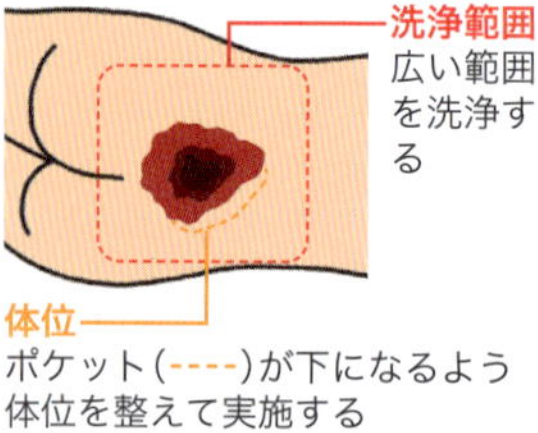

クレンジングパッドの例

ウンドクロス®(グンゼメディカル株式会社)

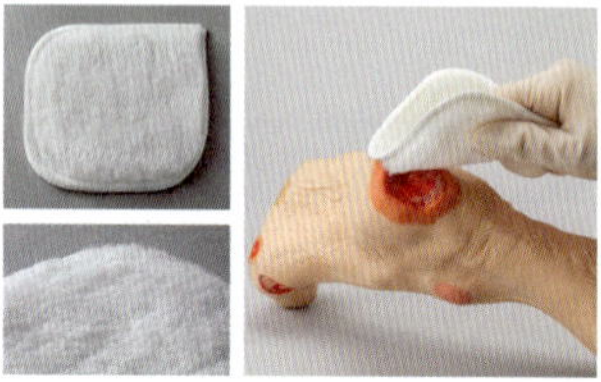

急性期の治療・ケア①

急性期褥瘡

まずここをおさえよう!

- 急性期の褥瘡は病態が不安定で、**組織損傷の深度が確定できない**ことが多い。
- 急性期褥瘡は創面や創周囲皮膚が脆弱であり、**短期間のうちに変化する**ため、毎日の観察を怠らないようにする。

どういう状態?

- 急性期褥瘡は、**発症からおおむね1〜3週間**と定義される(日本褥瘡学会)。
- 発生直後の褥瘡は、**皮膚の色調変化**(紅斑、紫斑など)などの臨床所見を呈することが多い。
- 圧迫やずれ、摩擦などの外力の影響で創面の状況が短期間のうちに変化して、**水疱**や**びらん**、**皮膚潰瘍**に至るなど、多様な症状を生じることがある(**下図**)。
- なぜ発生してしまったのか、**主要因**や**引き金要因**は何かを探ることが治癒促進につながる。新たな褥瘡発生を予防することになるため、非常に重要である。

急性期の褥瘡

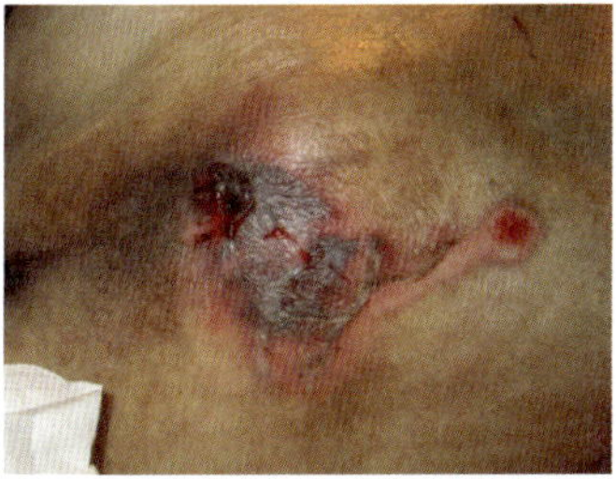

- 70歳代、女性。
- 自宅で転倒後に臥床状態が3日続き、発生に至った。
- 発熱と意識障害で入院。
- 入院1日目、発生後4日前後の褥瘡。

なぜ起こる?

- 褥瘡は**耐久性が低下している**組織に、**限局的な圧迫**と**さまざまな要因**が影響して発生する。
- 褥瘡発生要因には、大きく分けて、**個体要因**と**環境・ケア要因**がある。

褥瘡発生のさまざまな要因

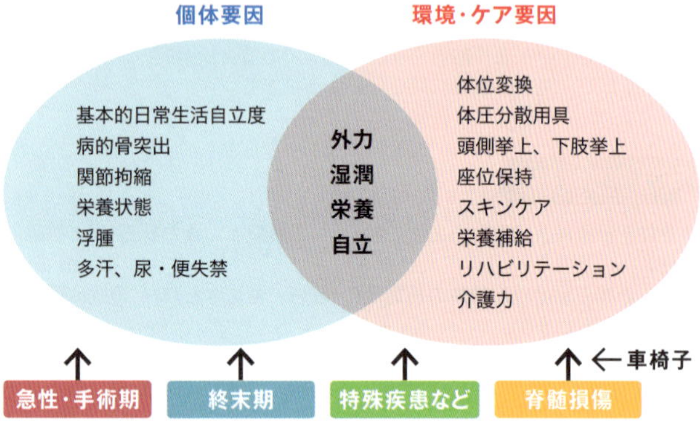

日本褥瘡学会学術教育委員会：褥瘡発生要因の抽出とその評価．褥瘡会誌 2003；5（1-2）：139．より一部改変

ここを観察

- 急性期の褥瘡は状態が不安定で、組織障害がどの程度の範囲や深さまで達しているかを判定することが難しい。
- 初期に浅く見えるような褥瘡も、後に深い褥瘡であることが判明することがある。

DTIの所見（皮膚の色調変化）	●**暗赤色**や**暗紫色**に変色した皮膚がないかを観察する。 ●詳細は「深部損傷褥瘡（DTI）」を参照（➡p.44）。
日々の変化	●看護師は、日々のケアにおける**変化を見逃さない**ことが重要である。

治療・ケア

治療・ケアの基本

- 急性期の治療を行う際は、**慎重かつ継続的な観察**を行ったうえで、**創面を保護し適度な湿潤環境を保持する**ことで組織損傷の拡大を最小限とする[1]。
- 看護師は**褥瘡ケアの中心**となり、医師や多職種、褥瘡チームへのアプローチを行う全般的な視野をもつことが大切である。

ドレッシング材の選択

- 急性期は**創面保護**を目的としてドレッシング材を使用する。
- 貼付の際は**貼付部位の洗浄**を行い、清潔な皮膚へ使用する。
- 急激な変化があれば適宜交換し、最低でも**1週間を限度**に交換する。

ポリウレタンフィルム

創が視認できるドレッシング材（真皮に至る創傷用ドレッシング材の中で）

外用薬の選択

創面保護効果が高い油脂性基剤の外用薬	● 酸化亜鉛（亜鉛華軟膏） ● ジメチルイソプロピルアズレン（アズノール® 軟膏） ● 白色ワセリン など
水分を多く含む乳剤性基剤（O/W型）の外用薬	● スルファジアジン銀（ゲーベン® クリーム）

その他の治療

- **体圧管理**が不十分であったと考えられる場合は以下を行う必要がある。
  - ▶ マットレスの見直し
  - ▶ 体位変換の方法や時間、座位姿勢の再考

〈引用文献〉
1. 日本褥瘡学会 編：褥瘡ガイドブック 第3版．照林社，東京，2023：58.
2. 日本褥瘡学会 編：褥瘡予防・管理ガイドライン 第5版．照林社，東京，2022：42，52.

急性期の治療・ケア②

深部損傷褥瘡(DTI)

まずここをおさえよう!

- 深部損傷褥瘡(DTI)疑いは、褥瘡の**発生初期にみられることが多い**病態であり、広い意味では急性期褥瘡に含まれる(定義は➡ p.4)。
- DTI は、外力負荷によりすでに**深部の軟部組織の損傷**を生じている状態であり、経過とともに全層損傷に移行する。

どういう状態?

- 臨床では、急性期褥瘡のように変化することが多いため、定義とは異なるが、「表皮剥離のない褥瘡に限定されることなく、急性期褥瘡で皮下組織より深部の組織の損傷が疑われる病態を深部損傷褥瘡(DTI)疑いとみなして」[1]判断するとしている。

自宅で発生した急性期褥瘡:深部損傷褥瘡(DTI)疑い

入院時

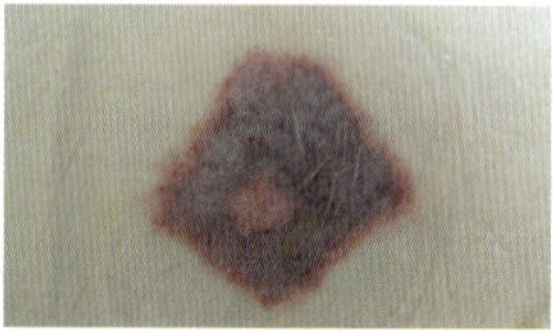

- 暗紫色の皮膚色を呈していた。

4週間後

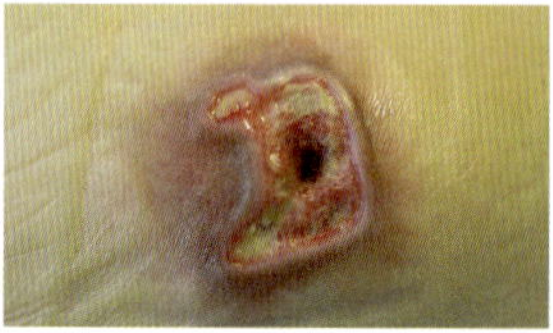

- 皮下を超える深い褥瘡。
- 外科的デブリードマンを行った。

なぜ起こる?

- 外力により、深部で損傷が起こる理由には以下が挙げられる。
  - ▼骨突出近傍の筋肉および深部の皮下組織は、皮膚浅層よりも強いストレスを受けていることが検証されている[2]。
  - ▼脂肪組織や筋肉は、皮膚よりも虚血に対して脆弱である[3]。

圧迫によるさまざまな力

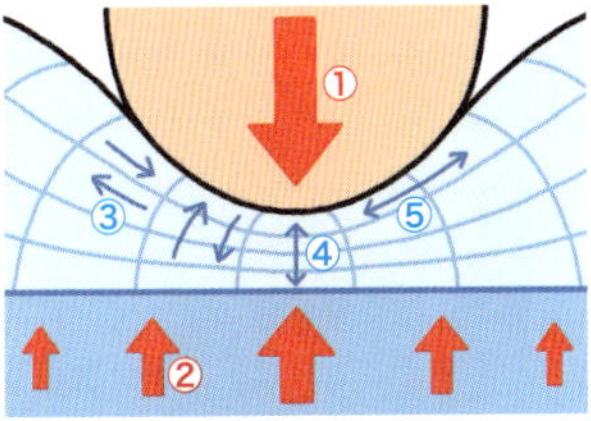

- 外力には、①体重（荷重）や②表面接触圧のような垂直の力だけでなく、その力に対応してバランスをとるための応力（③せん断応力、④圧縮応力、⑤引っ張り応力）が生じる。
- それらにより組織には、“圧力”だけでなく“ずれ力”もかかる。

ここを観察

視診

皮膚変色

- 暗赤色や暗紫色に変色した皮膚がないかを観察する。
- 皮膚変色がみられる場合は、すでに皮下組織やさらに深部まで壊死していることが多いため注意が必要である。

触診

- 深部損傷褥瘡（DTI）が疑われる状況において、触診による臨床所見を参考にすることは有用である。
- 近接する組織と比較して、以下を観察する方法を行ってもよい。

疼痛　**硬結・泥のような浮遊感**　**皮膚温の変化（温かい・冷たい）**

注意
- 時間が経過し、壊死組織が明確化する過程で、泥のような浮遊感に留意する必要がある。
- とくに握雪感を認める場合は、壊死性軟部組織感染症に十分注意する。適切に処置されないと死に至る場合がある。

画像検査

- 肉眼所見のみでその診断をすることは困難である。
- MRIやCT、表在エコーなどの画像検査により、より詳細に評価できる。

治療・ケア

ドレッシング材の選択

- **創面保護**を目的としてドレッシング材を使用する。
- 深部組織から悪化が進行するため、**褥瘡部位を日々観察する**必要がある。
- **ポリウレタンフィルム**や真皮に至る創傷用ドレッシング材のなかでも**貼付後も創が視認できるドレッシング材**を用いてもよい。

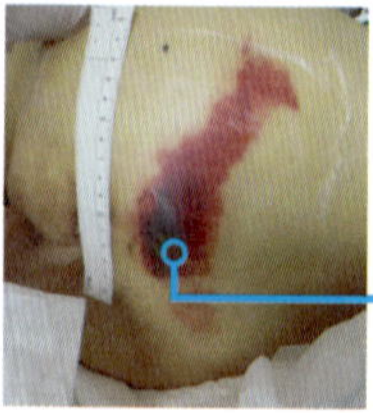

カテリープラス™ロール(ニチバン株式会社)を貼付した例

外用薬の選択

- 創部を継続的に観察することを前提とする。
- 創面の状態が変化した場合は、適宜外用薬を変更する。

創面保護効果が高い油脂性基剤の外用薬	●酸化亜鉛(亜鉛華軟膏) ●ジメチルイソプロピルアズレン(アズノール®軟膏) ●白色ワセリン　など

その他の治療

- **体圧管理**が不十分であったと考えられる場合は以下を行う必要がある。
  - ▼マットレスの見直し
  - ▼体位変換の方法や時間、座位姿勢の再考

〈引用文献〉

1. 日本褥瘡学会 編：改定DESIGN-R®2020コンセンサス・ドキュメント．照林社，東京，2020：20.
2. Bouten CV, Oomens CW, Baaijens FP, et al：The etiology of pressure ulcers：skin deep or muscle bound?. *Arch Phys Med Rehabil* 2003：84(4)：616-619.
3. Nola GT, Vistnes LM：Differential response of skin and muscle in the experimental production of pressure sores. *Plast Reconstr Surg* 1980；66(5)：728-733.
4. 日本褥瘡学会 編：褥瘡予防・管理ガイドライン 第5版．照林社，東京，2022：42, 52.

慢性期の治療・ケア①

慢性期褥瘡：浅い

まずここをおさえよう!

- 浅い褥瘡は、**真皮までの深さの褥瘡**をいう。
- DESIGN-R®2020では「**d**」が浅い褥瘡になる。
- 症状としては、発赤(紅斑)、水疱、びらん、浅い潰瘍がある。

どういう状態?

- 急性期褥瘡の状態から、徐々に褥瘡と健常皮膚との**境界**や褥瘡の**深さ**がはっきりしてくる時期である。
- 深い褥瘡になる可能性もあり、継続的な観察は重要である。

ここを観察

- 創を観察し、**褥瘡の深さ**を見きわめる(➡ p.51・図)。

「浅い褥瘡」と判断した症例の見きわめポイント

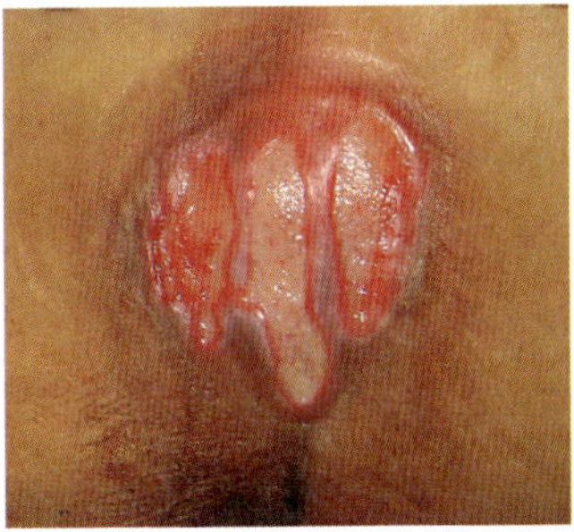

- 創底の赤い点は、毛包などの皮膚の付属器と考えられる。
- 皮膚の付属器は**真皮層内**に存在するので、浅い褥瘡と判断できる。
- 毛包が残っている真皮層までの浅い創であれば、創縁や毛包の周囲から細胞の遊走が起こり、上皮化が進む(**再生治癒**)。

創傷治癒を促進させるためには創面の乾燥状態を避け、**適度な湿潤環境を保つ**ことが必要である。

治療・ケア

治療・ケアの基本

褥瘡発生予防のための管理を最優先とする

リスクアセスメント	除圧	栄養

〈局所管理〉

洗浄	適度な湿潤環境の保持	創の保護

- 局所管理ではこれらが重要となる。
- 局所の状況をみて、ドレッシング材、外用薬など使用する。

褥瘡発生予防のための管理

- **褥瘡リスクアセスメントスケール**(➡ p.118 ～ 125)を用いて、褥瘡発生予測、好発部位、皮膚の観察、栄養状態、日常生活動作(ADL)の評価などを行う。その結果をもとに体圧分散用具の使用、ポジショニングなどを実施する。
- 患者の**栄養状態**、**基礎疾患**をアセスメントし、栄養療法、基礎疾患の管理を行うことも重要である。

局所管理

ドレッシング材の選択

- まずは**創の状態**を評価する。
- ドレッシング材の特徴を理解して、**創の状態に合ったもの**を使用する(「巻末資料①」参照)。

  ※ハイドロコロイド、ハイドロジェル、ポリウレタンフォームなどそれぞれ特徴がある。

  例)滲出液が多い場合は、吸水性の高いドレッシング材を選択する。

- **感染創**には原則として**使用しない。**

  感染創の特徴：▼滲出液が多い　▼ぬめりがある　▼悪臭がある　▼炎症所見がある　など

- ドレッシング材は保険償還上の区分がある。請求できるのは医療機関では2週間(標準)、在宅では3週間までである。

外用薬の選択

- 外用薬は、**主薬（有効成分）**や**基剤**の違いによりそれぞれが特性を有している（➡p.30～31・**表**、「巻末資料②」参照）。
- 皮膚潰瘍治療薬（アズノール® 軟膏など）を使用する場合は、創部の状態に応じて選択することが望ましい。とくに以下は選択する際に考慮すべき重要な項目である。

滲出液の量　**肉芽形成の状態**　**感染の状態**

- 基剤の機能として、保湿・保護、補水、吸水作用があり、褥瘡の状態をみて検討が必要である。

例）少量の滲出液を創面にとどめて保湿・保護を行う場合、基剤にワセリンを含む外用薬（アズノール®軟膏）を選択する。

洗浄

- 褥瘡だけでなく**褥瘡周囲の洗浄**を行い、創の清浄化を図る。

症例　ギャッチアップ時のずれで生じた浅い褥瘡（仙骨部）

- 80歳代、男性。　● 肝臓がんの手術目的で入院。
- 身長 175cm、体重 55kg、BMI 17.5。仙骨部骨突出あり。
- ADL 自立。術前はウレタンフォームマットレスを使用した。
- 手術後：観察室入室、圧切り替え型体圧分散マットレスを使用。褥瘡発生なし。

術後7日目

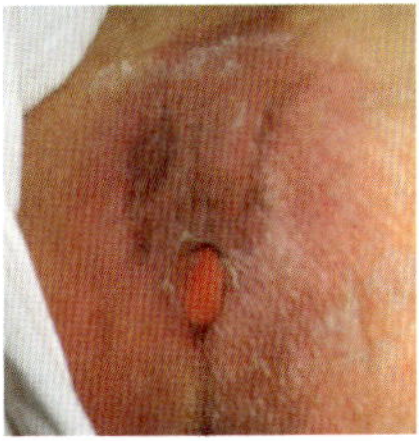

状態

- 仙骨部の痛みの訴えあり。仙骨部周囲にびらん、紫斑、発赤を認めた。滲出液は少ない。
- d2-e1s6i0g1n0p0 ＝ 8 点。
- 原因は、**ギャッチアップ時のずれ**。自分でベッドのギャッチアップをしており、体位調整が不足していた。

（次ページにつづく）

治療・ケア

- 局所管理：滲出液が少ないことから、**デュオアクティブ® ET**を選択し、3日で交換した。
- 本人指導：自己での除圧方法を指導した。
- 栄養管理：NSTでの介入を開始した。

術後14日目

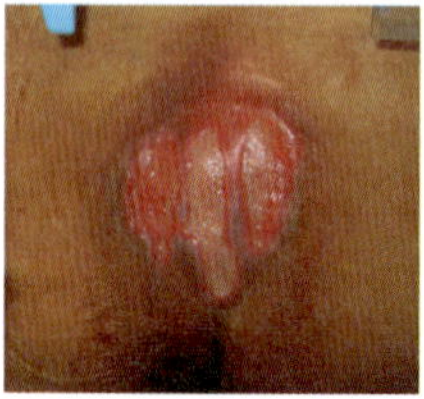

状態

- 褥瘡と健常皮膚との境界がはっきりしてきた。発赤と紫斑部分も表皮剥離を認め、**真皮までの損傷**(浅い褥瘡)と判明。
- d2-e1s6i0g3N3p0 = 13点。
- 創底にうっすらと壊死組織を認めるが、**点状に付属器が認められた**。滲出液は少ない(➡p.47)。

治療・ケア

- 局所管理：ドレッシング材の溶解物を残さず、交換時の洗浄などが簡便であることから**ハイドロサイト® 薄型**に変更した。

術後25日目

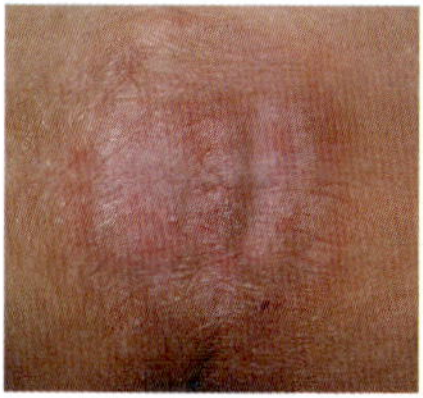

治療・ケア

- 上皮化が完了。
- 本人、ご家族に自宅での褥瘡予防、保湿方法などについて指導した。

慢性期の治療・ケア②

慢性期褥瘡：深い

まずここをおさえよう！

- 深い褥瘡は、**真皮を超えて深部組織まで及ぶ褥瘡**である。
- DESIGN-R®2020では「**D**」が深い褥瘡になる。
- 褥瘡を深さで分けて考えるのは、創の深さにより、傷の治癒過程が異なってくるからである。

どういう状態？

- 深い褥瘡は皮下組織以上の深さに達しており、基底細胞（皮膚付属器）が欠損している。
- 深い創の治癒過程は、欠損部分が**肉芽組織で再構築**された後に、**創縁から上皮化が進む**（瘢痕治癒）。
- 治療とともに局所の状態が変わっていくため、褥瘡の状態を観察し、**その状況に応じた治療**が必要になる。
- 壊死組織や感染などの**創傷治癒を妨げる要因**をアセスメントし、治療方針を立てていくことが重要である。

深さの分類と再生（瘢痕治癒）

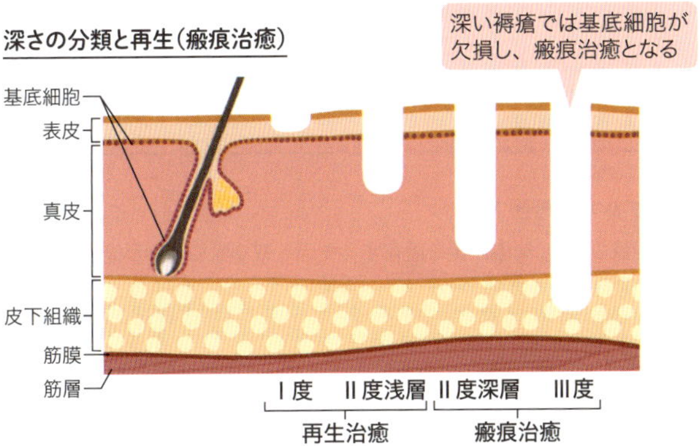

ここを観察

- 褥瘡の創底評価を行う。

創周囲皮膚との段差

- 創周囲皮膚との段差がある場合は、**皮下組織に達している**と判断する。

創の状態

- 以下の確認が必要である。
  - ▼**周囲の皮膚**　▼**肉芽の状態**
  - ▼**滲出液の量**　▼**壊死組織の有無**
  - ▼**感染の有無**　▼**創傷の大きさ**
  - ▼**ポケットの有無**　▼**創縁の状態**　など

治療・ケア

治療・ケアの基本

これらの管理を最優先とする

全身管理　**除圧**　**栄養**

〈局所管理〉

創底の評価　**ドレッシング材、外用薬**　**洗浄**

- 創底の評価とアセスメントをもとに、ドレッシング材、外用薬などを選択する。

最優先で行うケア

- 深い褥瘡の場合、創傷治癒を阻害する要因を取り除くことが優先となる。**全身の状態観察**、**褥瘡状態評価**(DESIGN-R®2020)を行う。
- とくに壊死組織や感染徴候がある場合は、**壊死組織の除去**や**感染コントロール**を優先する。
- 深い褥瘡は治癒するまでに時間を要することが多い。褥瘡対策チーム、感染対策チーム、NST など**チームでかかわる**ことも重要である。

局所管理

- 創傷治癒を促進させるためには創面の乾燥状態を避け、**適度な湿潤環境を保つ**ことが必要である。

ドレッシング材の選択

- 感染や壊死組織が多い創傷に関しては、**外科的デブリードマン**や**壊死組織の除去作用を有する外用薬**の使用を検討する。
- 肉芽が浮腫状である場合は、滲出液を吸収し、抗菌効果も期待できるドレッシング材を選択する（「巻末資料①」参照）。

外用薬の選択

- 外用薬は、**主薬（有効成分）**や**基剤**の違いにより、それぞれが特性を有している（➡ p.30 ～ 31・表、「巻末資料②」参照）。
- 皮膚潰瘍治療薬（ゲーベン®クリーム、カデックス®軟膏など）を使用する場合は、創部の状態に応じて選択することが望ましい。とくに以下は、考慮すべき重要な項目である。

滲出液の量　**肉芽形成の状態**　**感染の状態**

洗浄

- 褥瘡周囲に滲出液が付着する。褥瘡だけでなく褥瘡周囲の洗浄を行い、**創の清浄化**を図る。

POINT

- 前提として、発生前の予防のための観察も重要である。

予防のための観察

全身状態が安定しない患者
- 救急搬入患者
- 緊急手術
- 脊髄損傷
- 終末期患者 など

➡

- **同一体位による圧迫**など、深い褥瘡になりやすい。
- **医療機器による褥瘡発生**の可能性も高くなる。

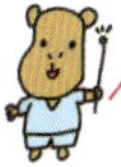

深い褥瘡の発生予防のためには、以下ができているかも観察しましょう
- 体圧分散用具の整備
- 医療機器の適切な使用
- 好発部位の確認 など

症例 広範囲の深い褥瘡(左下肢・多発)

- 70歳代、女性。
- 意識障害で緊急搬送(高血糖)。
- 左下肢の広範囲褥瘡。
- 独居。糖尿病既往(内服治療)。右下肢は膝上切断している。

搬入時

状態

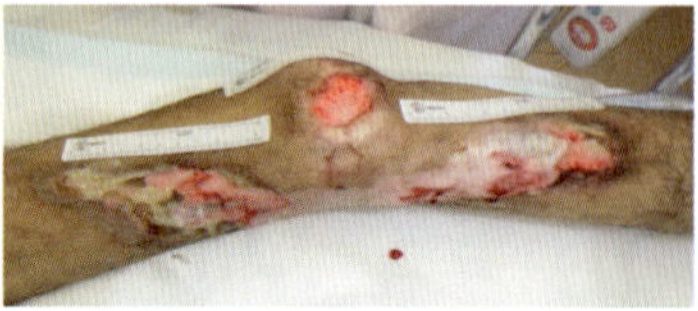

- ADL の低下があり、体圧分散用具は未使用。同一体位による圧迫(側臥位、腹臥位)により、膝周囲に褥瘡形成した。
- **壊死組織**が固着している。深達度は不明。
- 3か所の褥瘡に見えるが、**もとは広範囲の褥瘡**で徐々に上皮化してきている。
- 創周囲皮膚は**ドライスキン**と**上皮化した皮膚が過剰に浸軟**している。
- 全身状態では、**発熱**があり、**炎症所見が上昇**していた。
- DU-e3S15I3CG5N3p0 = 29 点(3 か所をあわせて計測)。

治療・ケア

- **全身管理**として、抗菌薬を使用しながら、血糖コントロール、栄養指導、リハビリテーションを行った。
- **局所管理**として、形成外科が介入して以下を行った。
  - ▼毎日の洗浄
  - ▼外科的デブリードマン
  - ▼ゲーベン® クリームを使用
  - (外科的デブリードマン・ゲーベン® クリーム:**壊死組織の除去目的**)

7日後:壊死組織除去、肉芽増殖を認める

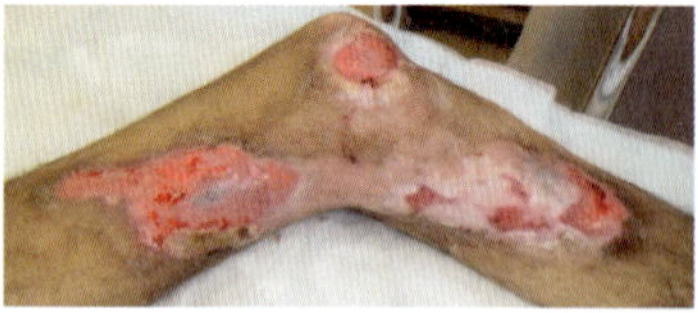

- 壊死組織除去後は、**滲出液コントロール目的**でハイドロサイト® AD ジェントルに変更し、2〜3 日で交換した。

14日後：上皮化

状態

- 全身状態が改善し、褥瘡もほぼ上皮化して転院となった。

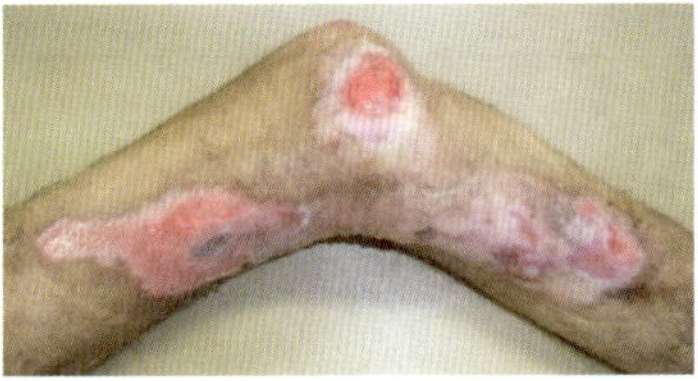

治療・ケア

- 本人に**日頃のケアの確認**と、**今後の保湿ケアの継続**を指導した。
- 転院先への情報提供を行った。

POINT

- 褥瘡治癒がゴールではなく、再発防止が重要である。
- スキンケアの必要性など、継続できる方法を一緒に考えることが必要である。

MEMO

局所の状態別の治療・ケア①

大きい褥瘡

まずここをおさえよう!

- 壊死組織のある大きな褥瘡の場合、**壊死組織の除去**を行い、創の清浄化を図る。
- 滲出液を吸収して**適度な湿潤環境**を保持し、**良性肉芽の増生**を促進する。
- 褥瘡が創傷治癒過程のどの段階であるかを判断し、その段階に応じたケアを行う。

ここを観察

褥瘡の深さ	●褥瘡は、「深さ」によって治癒過程が異なる。 ●「浅い褥瘡(d)」か「深い褥瘡(D)」かをみきわめる。
創傷治癒の段階	●深い褥瘡(D)の場合、褥瘡の創傷治癒過程のどの段階であるかを判断する。 ❶壊死組織を伴う時期　❷肉芽形成期 ❸辺縁からの表皮化、創の収縮　❹治癒 →段階に応じたケアを行う

治療・ケア

治療・ケアの基本

これらに重点を置いて治療を行う

- 壊死組織の除去 (N→n)
- 肉芽形成の促進 (G→g)
- 創の縮小 (S→s)

〈その他の項目〉

褥瘡の評価を行いながら、以下の治療を優先的に施行する

- **炎症/感染(I)**　➡感染の制御
- **滲出液(E)**　➡滲出液の制御
- **ポケット(P)**　➡ポケット切開　など

創傷治癒過程と治療・ケアの選択

❶壊死組織を伴う時期 「壊死組織の除去」 「感染のコントロール」を行う	❷肉芽形成期 「肉芽形成の促進」を行う
●褥瘡の状態も悪く、滲出液が増加し頻繁な洗浄も必要となる。 ↓ ●外用薬による局所治療が選択される。 ●外科的デブリードマン、陰圧閉鎖療法が選択されることもある。	●頻繁な洗浄も不要となり、滲出液の状況に合わせて交換頻度を延ばす。 ↓ ●ドレッシング材を選択した褥瘡治療を行う場合が多い。

壊死組織を伴う時期の治療・ケア

	目的	ポイント
外用薬	●壊死組織の除去 ●感染のコントロール ●肉芽形成の促進　など	●目的に合わせて選択する。 →「巻末資料②」参照
外科的デブリードマン	●細菌増殖の温床となるうえ、肉芽組織の増生や創の収縮を妨げる壊死組織を除去すること。	●とくに感染創や炎症反応が高い場合、切開や排膿ドレナージなどの外科的処置は効果的である。 ●患者の全身状態を観察しながら実施する。
陰圧閉鎖療法	●創部を閉鎖環境に保ち、陰圧にすることで、以下の作用をもたらし治癒を促進させること。 ▼創収縮の促進 ▼過剰な滲出液の除去と浮腫の軽減 ▼細胞・組織に対する物理的刺激 ▼創床血流の増加 ▼細菌量の低減　など	●物理療法の１つ。 ●大きい褥瘡の治療に行われることは多い。

肉芽形成期の治療・ケア

●褥瘡の深さや滲出液量などを観察しながら、褥瘡の状態に合った機能をもつドレッシング材を選択する。

大きい褥瘡に使用されるドレッシング材の機能的分類

分類は➡p.20

目的	使用材料	商品名
1 乾燥した創を湿潤させる	ハイドロジェル	●グラニュゲル® ●イントラサイト ジェル システム
2 滲出液を吸収し保持する	アルギン酸塩	●アルゴダーム トリオニック ●カルトスタット®
	ポリウレタンフォーム／銀含有ハイドロファイバー®／ソフトシリコン	●アクアセル®Ag フォーム
	ポリウレタンフォーム	●ハイドロサイト® プラス ●ハイドロサイト® ADプラス
3 疼痛緩和	ポリウレタンフォーム／ソフトシリコン	●メピレックス® ボーダー フレックス ●バイアテン® シリコーン+ ●ハイドロサイト® AD ジェントル
	銀含有ポリウレタンフォーム／ソフトシリコン	●メピレックス® ボーダー Ag ●ハイドロサイト® ジェントル 銀
4 創の清浄化	親水性ファイバー	●アクアセル®Ag アドバンテージ

使用上のポイント・特徴

1	●壊死組織除去の目的で使用する場合、**早めに交換**する。 ●ジェル充填時は**二次ドレッシング材で固定**する。
2	●感染徴候のある場合、密封状態を避ける。 ●アルギン酸塩、ハイドロファイバー®は**二次被覆**が必要である。 ●頻繁な交換が行えるよう、**剥離刺激の少ない**ドレッシング材を選択する。
3	●粘着部がシリコーンとなっていることから角層を傷めず、**痛みを最小限に**することができる。 ●滲出液の吸収にすぐれており、**上皮化を妨げない**。
4	●Wound hygiene(創傷衛生)のコンセプト。 ●滲出液、細菌などをドレッシング材にトラップし、ドレッシング材交換のたびに**創面の清浄化**を促進する。 ●**二次被覆**が必要なドレッシング材である。

溝上祐子，樋口ミキ：総論　ますます必要とされるドレッシング材　選択の基本．溝上祐子 編．褥瘡・創傷のドレッシング材・外用薬の選び方と使い方 第2版．照林社，東京，2021：8-14．を参考に作成

症例 在宅で発生した大きい褥瘡(右大転子部、右腸骨稜部)

- 70歳代、女性。
- HTLV-1 関連脊髄症、脱水症。独居。
- 患者は両下肢の麻痺がある。自宅で倒れているところを訪問介護士が発見し、救急搬送された。
- 患者の右大転子部、右腸骨稜部には大きい褥瘡が発生していた。

入院時

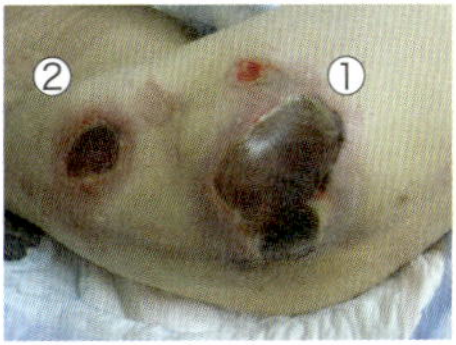

状態

- 右大転子部(①)、右腸骨稜部(②)に、圧迫による黒色壊死組織の固着した大きい褥瘡が発生していた。
- 発赤、腫脹、熱感、悪臭が認められた。

外科的デブリードマン施行後

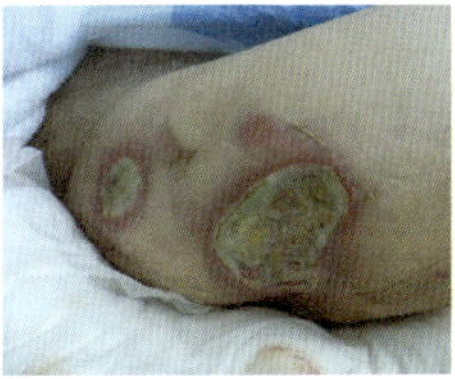

状態

- 創底は黄色の壊死組織で覆われている状態。

治療・ケア

- 弱酸性洗浄剤(コラージュフルフル泡石鹸)と十分な量の微温湯を用いて創傷部位を**洗浄**した。
- 感染抑制作用と壊死組織除去作用を併せもつゲーベン® クリームを塗布し、ガーゼを貼付した。

ケアの継続

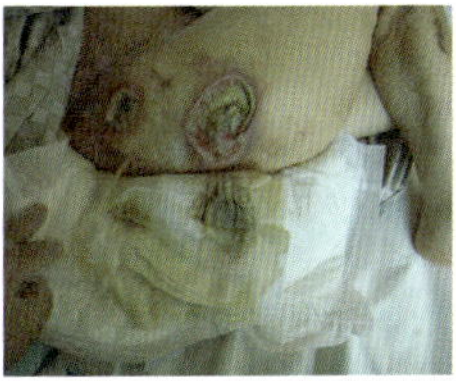

治療・ケア

- 以下を観察しながら、**1日1～2回**、褥瘡ケアを施行。
  - 患者の状態
  - 創傷部位
  - 創底と創縁の状態
  - 創周囲皮膚の状態
  - 滲出液
    - においや色調、粘稠度などの性状
    - 滲出液の量

(次ページにつづく)

ポケットの形成（大転子部の褥瘡）

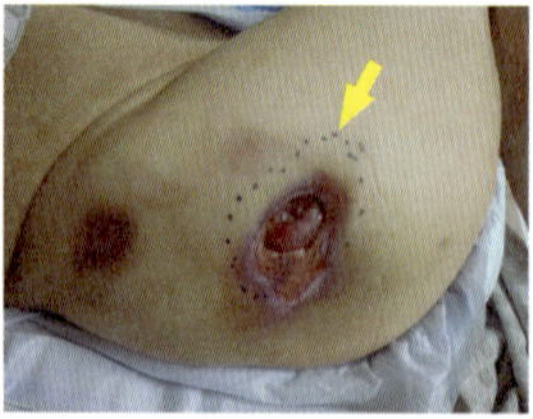

状態

- 壊死組織が融解し、排出されることによって、創面のほぼ全周に**ポケットが形成**されていることが明らかとなった。

陰圧閉鎖療法開始

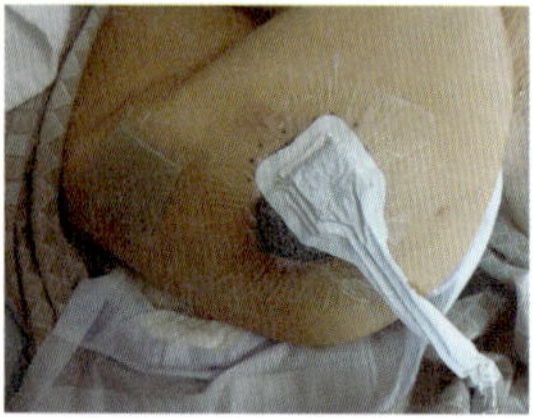

治療・ケア

- 右大転子部は**陰圧閉鎖療法**を開始。
- 右腸骨稜部は**銀含有ポリウレタンフォーム／ソフトシリコンドレッシング材**（メピレックス® ボーダー Ag）を使用した。

縮小・治癒

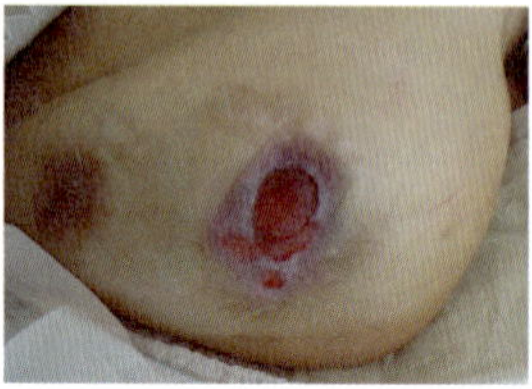

状態

- 右大転子部の褥瘡のサイズが縮小した。
- 右腸骨稜部の褥瘡は治癒した。

POINT

- 患者は、大きい褥瘡が発生したことに対し、**不安**や**苦痛**を抱えていた。
- 患者の表情、不安や痛みの有無、程度を確認しながら治療・ケアを施行した。
- 患者の得手体位（右側臥位）による褥瘡悪化を防ぐために**マイクロクライメットに対応した圧切替型多層式エアマットレス**と**ポジショニング**による体圧分散ケアを施行した。

局所の状態別の治療・ケア②
滲出液が多い・少ない褥瘡

まずここをおさえよう！

- 滲出液をコントロールするためには、滲出液の**量や性状**（色調・粘稠度・におい）を観察する。
- 滲出液が多い場合は、**壊死組織の除去**を行い、**吸水性が高く**、**感染のコントロールができる**外用薬やドレッシング材を選択する。
- 滲出液が少ない場合は、壊死組織に**水分を供給**し、軟化させ**自己融解を促す**外用薬やドレッシング材を選択する。

滲出液の量と創の状態

滲出液が多い

- 感染創
- 感染はコントロールされていても壊死組織が残存しており、その融解が進んでいる時期
- 大きなポケットを有する

滲出液が少ない

- 壊死組織の自己融解が始まる前の、表面が黒く乾燥した時期
- 表皮化が進行する時期
- 壊死組織が減少し肉芽が増生する時期

創傷治癒過程における滲出液の役割[1]

- 創底の**乾燥を防ぐ**。
- **組織修復**に関与する細胞の移動を助けている。
- **免疫・成長因子の拡散**を可能にしている。
- 細胞代謝に不可欠な**栄養を補給**している。
- 壊死または損傷した組織の分解を促進している（**自己融解促進**）。

滲出液が“多い”“少ない”創の状態をおさえて、創傷治癒過程のどの場面かを考えてみよう！

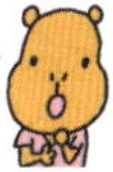

ここを観察

● ドレッシング材・ガーゼを剥がす際に観察する。

滲出液の量 ⬇	● ドレッシング材・ガーゼに**付着した量**を見る(➡p.7)。
滲出液の性状 ⬇	● 量が多い場合は、**感染の危険性**を疑い、滲出液の**性状**を観察する。 ● 色調、粘稠度、においをみる。 **正常な滲出液** ● 透明色または薄い琥珀色 ● 粘稠度が低い漿液性 ● 不快なにおいはない **異常な滲出液(感染)** ● 悪臭と膿汁の混じった滲出液が急激に増加する
感染徴候	● 滲出液に**におい**が出現したら、さらなる感染徴候を観察する(➡p.75・「炎症・感染を伴う褥瘡」参照)。

✚

剥がしたドレッシング材	● 以下を観察する。 ▼剥がしたドレッシング材の汚染状況(**表**) ▼ドレッシング材の粘着力 ▼除去時の痛みの有無 ▼交換頻度 ▼固定方法　など

ドレッシング材と滲出液の相互作用の評価

状態	ドレッシング材・創面・創周囲皮膚の状態		湿潤環境を達成するためのケア方法
乾燥	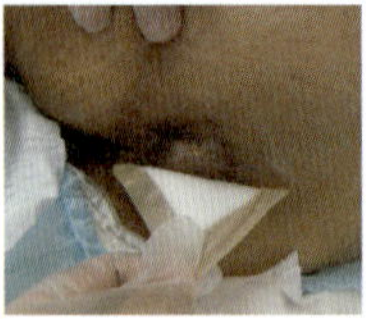	● ドレッシング材に汚れがない ● ドレッシング材が創傷に付着している場合もある ● 創底は乾燥し、目に見える湿り気がない	● 現在のドレッシング材より薄い(吸収力の低い)タイプに変更する ● ドレッシング材の交換回数を減らす

湿った状態	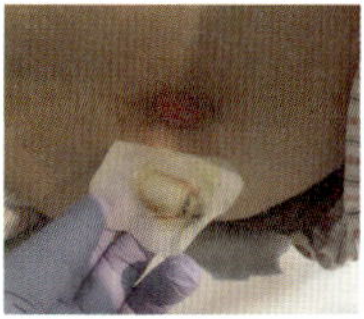	●ドレッシング材を除去したとき、微量の液体が確認できる ●ドレッシング材は少し汚れている	●ドレッシング材の種類に適した交換頻度である ●**多くのケースで滲出液管理の目標となる状況である**
湿潤状態	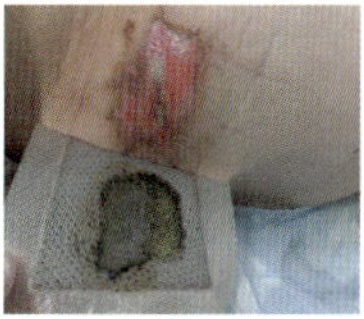	●ドレッシング材を除去したとき、微量の液体が確認できる ●ドレッシング材はかなり汚れているが、滲出(strikethrough)は起きていない	●ドレッシング材の種類に適した交換頻度である **適切な状態**
飽和状態	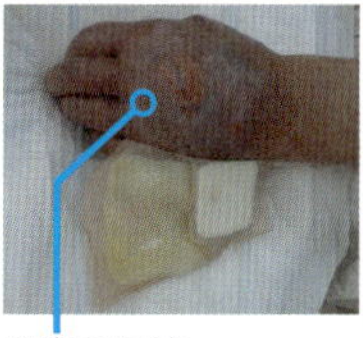	●ドレッシング材が濡れ、滲出(strikethrough)が起きている ●創傷周囲の皮膚に浸軟が起きている可能性がある	●現在のドレッシング材より吸水性の高いドレッシング材に変更する ●ドレッシング材の交換回数を増やすなどケア方法の検討が必要である
漏出	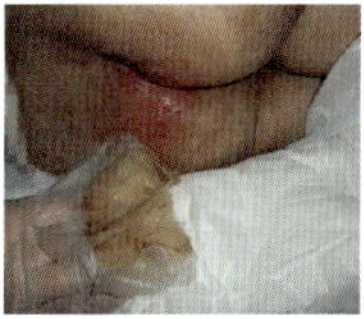	●ドレッシング材は飽和状態で、ドレッシング材から滲出液が漏れ、おむつや衣服などに流出している ●創縁や創周囲皮膚に浸軟、または剥離がみられることがある	●頻繁にドレッシング材を交換する ●吸水性の高いドレッシング材に変更する ●吸水性の高い二次ドレッシングの追加、または使用する ●局所処置の再検討が必要である

World union of Wound Healing Societies(WUWHS). Principles of best practice : Wound exudates and the role of dressings. A consensus document. London : MEP Ltd, 2007.（日本語監訳：真田弘美）を参考に作成

治療・ケア

滲出液が多い場合

壊死組織の除去と感染のコントロール

- 褥瘡の状態も悪く、滲出液が増加し頻繁な洗浄が必要。
- **外用薬**による局所治療が必要。
- **壊死組織の除去**を心がける。

この時期の治療・ケア

感染徴候なし	外用薬	●表「褥瘡・創傷に用いられる外用薬の主薬の分類と機能」を参照し(➡p.31)、壊死組織の除去、感染制御、肉芽形成など**目的に合わせて選択**する。 ●上皮化を図る場合はドレッシング材を選択する場合が多い。
	ドレッシング材	●吸水性が高く、吸収した液体を戻さないドレッシング材を選択する。 ▼**(銀含有)ポリウレタンフォーム/ソフトシリコン** ▼**親水性ファイバー**
感染徴候あり	ドレッシング材	●**剥離刺激の少ない**ドレッシング材を選択する。 ●感染を助長する可能性もあるため密封状態を避け、頻回な交換が行えるようにする。

滲出液が少ない場合

湿潤環境の維持と表皮化への工夫

- 頻繁な洗浄も不要となり、滲出液の状況に合わせて交換頻度を延ばせる。
- **ドレッシング材**を選択した褥瘡治療を行う場合が多い。
- 水分の供給や保湿を目的にドレッシング材を選択する。

この時期の治療・ケア

乾燥した創	●外科的デブリードマンとともに、壊死組織に水分を供給し、軟化させ自己融解を促すドレッシング材(**ハイドロジェル**)を選択する。 ●ジェル状とシート状のものがある。 ●ジェル充填時には二次ドレッシング材で固定する。
表皮化が進んでいる時期/肉芽が増生する時期	●半透明や薄いタイプのドレッシング材を選択する。 ▼**ハイドロコロイド** ▼**薄型ポリウレタンフォーム** ▼**薄型ポリウレタンフォーム/ソフトシリコン** ●交換頻度は、滲出液の状況に合わせて設定する。 注意 7日以上は連用しない。 注意 交換時に新生表皮を剥離しないよう、不要な交換を控え、愛護的に剥離する。

滲出液が多い・少ない場合に用いるドレッシング材

● 褥瘡の深さや滲出液量などを観察しながら、褥瘡の状態に合った機能をもつドレッシング材を選択する。

使用材料	商品名	吸収量
ハイドロジェル	グラニュゲル®	—
	イントラサイト ジェル システム	—
ハイドロコロイド	デュオアクティブ®ET	●●
	デュオアクティブ®CGF	●●●
	レプリケア® ET	●●
薄型ポリウレタンフォーム	ハイドロサイト®薄型	●●
薄型ポリウレタンフォーム／ソフトシリコン	メピレックス® ライト	●●
ポリウレタンフォーム／ソフトシリコン	メピレックス® ボーダー フレックス	●●●
	バイアテン® シリコーン＋	●●●
	ハイドロサイト® ADジェントル	●●●
銀含有ポリウレタンフォーム／ソフトシリコン	メピレックス® ボーダー Ag	●●●●
	ハイドロサイト® ジェントル 銀	●●●●
アルギン酸塩	カルトスタット®	●●●●
	アルゴダーム トリオニック	●●●●
ポリウレタンフォーム／銀含有ハイドロファイバー®／ソフトシリコン	アクアセル®Ag フォーム	●●●●◖
ポリウレタンフォーム	ハイドロサイト®プラス	●●●●●
銀含有親水性ファイバー	アクアセル®Ag アドバンテージ	●●●●●●◖

滲出液が"少ない"場合に向く

吸収量は増加する

溝上祐子：ドレッシング材の特徴と使用テクニック．宮地良樹，溝上祐子 編：褥瘡治療・ケアトータルガイド．照林社，東京，2009：190-196．を参考に作成

症例① 滲出液が多い褥瘡(臀部、右大転子部)

- 40歳代、女性。非ホジキンリンパ腫。
- がん薬物療法、非血縁者間同種骨髄移植を施行。
- GVHDを背景にした皮膚脆弱性があり、臀部、右大転子部など荷重部に褥瘡が発生した。

介入時

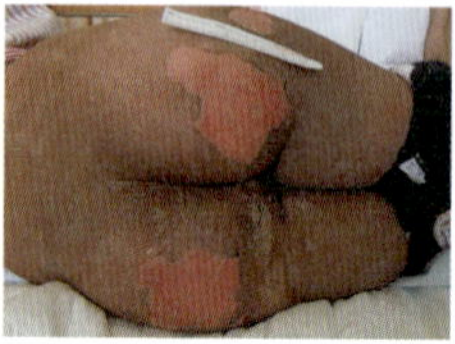

治療・ケア

- 頻繁な処置に対する苦痛と皮膚の痛みの緩和を目的に、剥離刺激の少ない**ポリウレタンフォーム／ソフトシリコン**(ハイドロサイト® ADジェントル)を貼付。

1日後：滲出液の漏出状態

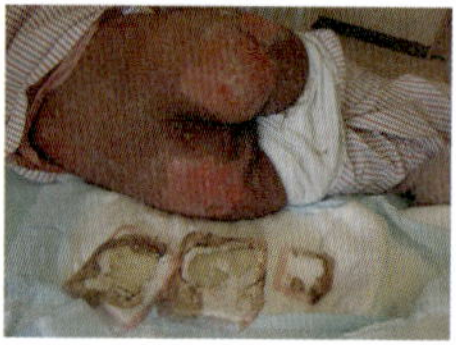

状態

- 貼付したドレッシング材は、滲出液により漏出状態。
- 創周囲皮膚への損傷はない。
- 処置回数が、8〜10回/日→1回/日となる。
- ポリウレタンフォーム／ソフトシリコン材の使用で、痛みを緩和できた。

治療・ケア

- 滲出液の状態を確認しながら以下を施行。
  ①同じドレッシング材での**褥瘡ケア**
  ②保湿剤使用による**全身の皮膚のスキンケア**

14日後：治癒

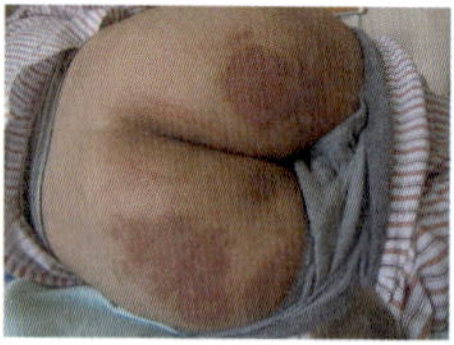

状態

- 褥瘡は治癒し、全身の皮膚の状態も改善した。

症例② 滲出液が少ない褥瘡（右大転子部）

- 90歳代、女性。
- 左大腿骨転子部骨折にて自宅で倒れていたところを発見され、救急搬送された。
- 入院時、右大転子部には家屋の床との圧迫で褥瘡が発生しており、深部損傷褥瘡（DTI）が疑われた。

介入時

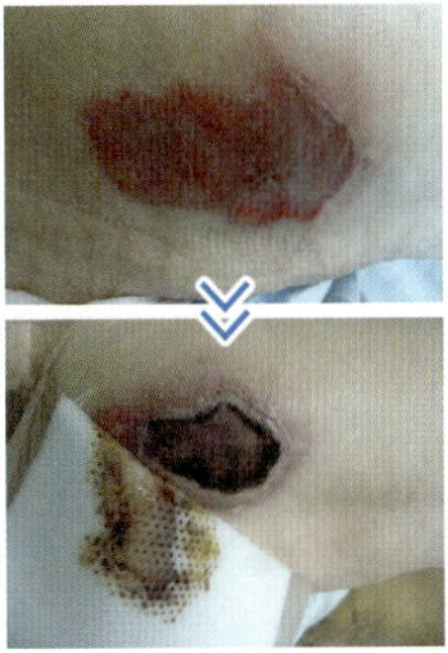

状態

- 創周囲組織の腫脹と硬結、紫斑部位には表皮欠損が認められる。
- 患者は、左大腿骨転子部ネイル術（骨接合術）予定。

治療・ケア

- 右大転子部褥瘡には、**ポリウレタンフォーム／ソフトシリコン**（メピレックス® ボーダー フレックス）を貼付し、創部の観察を行った。

24日後：外科的デブリードマンの施行

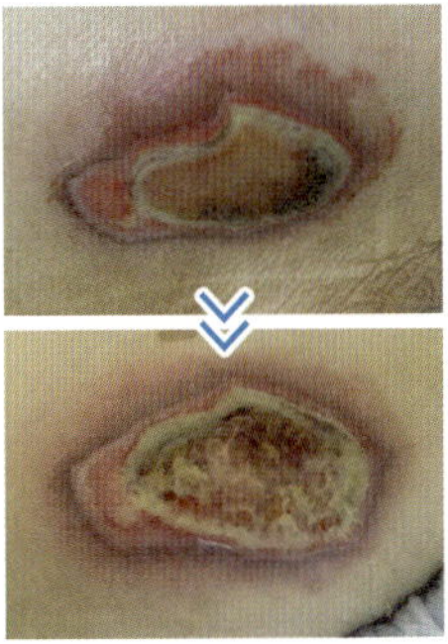

状態

- 骨接合術を行い、術後の離床は進んだが、褥瘡部は褐色様の壊死組織で覆われていた。

治療・ケア

- 外科的デブリードマンが行えるよう、抗菌作用があり壊死組織を軟化させるゲーベン®クリームを塗布し、ガーゼを貼付。
- 壊死組織がやわらかく、創縁の境界が明瞭となった状態を確認し（**写真上**）、外科的デブリードマンを施行した（**写真下**）。

（次ページにつづく）

37日後：創底の露出

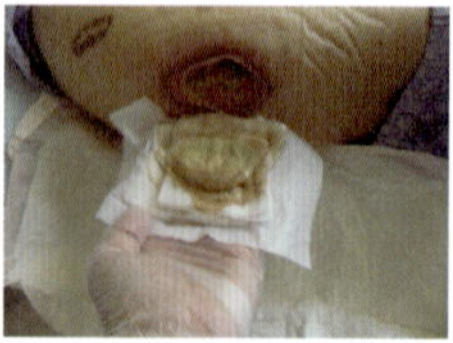

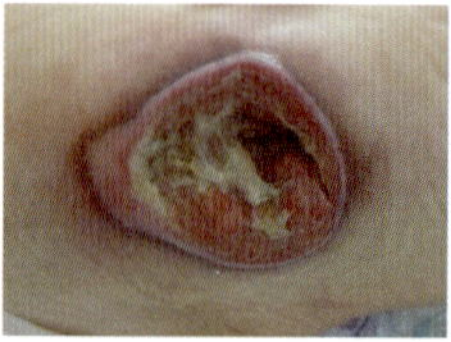

治療・ケア

- **外科的デブリードマン**を施行後。
- 以下を観察しながら、**1日1回**、褥瘡ケアを施行。
  - ▼滲出液のにおいや色調、粘稠度などの性状
  - ▼滲出液の量
  - ▼患者の状態
  - ▼創傷部位
  - ▼創底と創縁の状態
  - ▼創周囲皮膚の状態
- 定期的に外科的デブリードマンを施行。

状態

- 創底とポケットが明らかとなった。

POINT

- 深部損傷褥瘡(DTI)は、深部組織から悪化していくため、褥瘡の状態を観察しながら、治療方法の変更とともに体圧の管理が重要となる。
- **マイクロクライメットに対応した圧切替型多層式エアマットレス**の使用と**ポジショニング**による体圧分散ケアを施行した。

〈引用文献〉

1. World union of Wound Healing Societies(WUWHS). Principles of best practice：Wound exudates and the role of dressings. A consensus document. London：MEP Ltd, 2007.（日本語監訳：真田弘美）

局所の状態別の治療・ケア③
壊死組織が多い褥瘡

まずここをおさえよう!

- 壊死組織があると創傷治癒は進まない。また、細菌増殖の温床となり、感染を起こす可能性がある。まずは**除去する方法**を考える。
- いつまでも壊死組織が多い状態が続く場合は、原因となる**外力が除去できていない**可能性が高い。

ここを観察

- 壊死組織の**色調**や**硬さ**をみる。

壊死組織の種類

エスカー

- 乾燥した硬い壊死組織。

スラフ

- 水分を含んだ軟らかい黄色調の壊死組織。

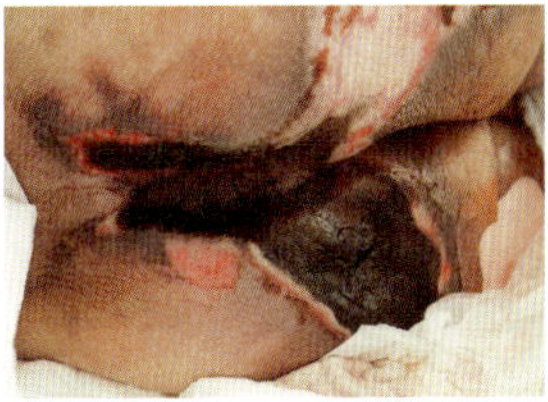

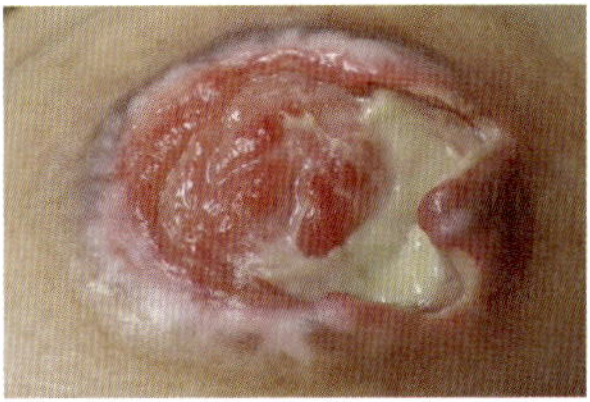

治療・ケア

治療・ケアの基本

- **壊死組織の除去**を図る。
- **外力を低減するケア**を行う。

感染を伴う場合は、外科的デブリードマンを早期に選択する

壊死組織の除去

外用薬

- **壊死組織の性状**だけではなく、**滲出液の量**も考慮して選択する。

壊死組織のコントロールに使用できる外用薬の例

使用材料	商品名	特徴
スルファジアジン銀	ゲーベン®クリーム	●水分を多く含み、壊死組織の軟化・融解を促進
カデキソマー・ヨウ素	カデックス®軟膏	●創面の滲出液だけではなく粘性壊死組織(スラフ)なども吸収・吸着し清浄化
デキストラノマー	デブリサン®ペースト	●壊死組織が付着し、洗浄する際に壊死組織を除去
ブロメライン	ブロメライン軟膏	●蛋白分解酵素によって壊死組織を除去 ●健常皮膚に対して刺激性があるためワセリンを塗るなどして保護
ヨードホルム	タマガワヨードホルムガーゼ	●壊死組織の成分を分解する作用 ●創面全体にガーゼが接触するよう充填

外科的デブリードマン

- 壊死組織と健常組織の**境界が明瞭になってから**実施することが推奨されている※。
- ただし、感染所見がある場合は、早期に行うことがある。

※境界が不明瞭な時期に実施すると出血や著しい痛みが生じる可能性があり、安全に行うことが難しい。

外科的デブリードマン実施後の出血のリスクへの対応

- 電気メスなど、**止血できるデバイス**を用意しておく。
- 処置後、出血する可能性もあるため、アルギン酸塩など**止血効果のあるドレッシング材**を創内に充填することがある。
- 処置後、患者自身の体重で圧迫止血を行うため、2時間程度は**処置部が下**になるようにする。

外力の低減

- 壊死組織が減少しない場合は、外力が低減できていない可能性があるため以下を行う。

体圧分散用具の見直し	ポジショニングの見直し

その他の治療・ケア

- 壊死組織がある状態でドレッシング材により閉鎖環境にすることで、細菌が増殖し**感染するリスクが高まる**。
- 外科的デブリードマンや外用薬の使用が難しい場合は、**ハイドロジェル**を使用してもよい。

症例 壊死組織がある褥瘡(腰部)

- 70歳代、女性。
- 自宅で熱中症のため倒れており、救急搬送された時点ですでに腰部に深部損傷褥瘡(DTI)を疑う褥瘡あり。

入院2週間ほど

外科的デブリードマン実施前

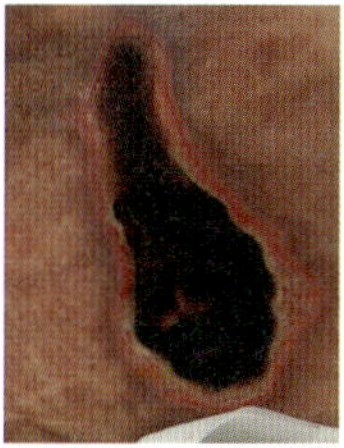

状態

- 壊死組織の境界が明瞭となった。

治療・ケア

- **外科的デブリードマン**が安全に実施できる状態であると判断し、医師により実施された。
- 外科的デブリードマン後はゲーベン®クリームを塗布した。

外科的デブリードマン実施後

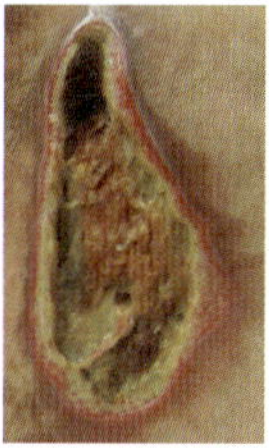

状態

- 壊死組織は軟化し融解が進んでいる。

治療・ケア

- ゲーベン®クリームの塗布を継続し、週に1～2回、軟化した壊死組織のメンテナンスデブリードマンを実施した。

局所の状態別の治療・ケア④

不良肉芽が多い褥瘡

まずここをおさえよう!

- 創部の**滲出液のコントロールがうまくいっていない**、もしくは**クリティカルコロナイゼーション**の可能性を考える。

ここを観察

- 肉芽の色調、性状、創面の滲出液量を観察し、肉芽が**良性か不良か**を判断する。
- 創面の滲出液量の影響や、創部の感染やクリティカルコロナイゼーションがある場合は、肉芽が浮腫状や脆弱になり**出血しやすくなる**ことがある。

良性肉芽と不良肉芽

	良性肉芽	不良肉芽
	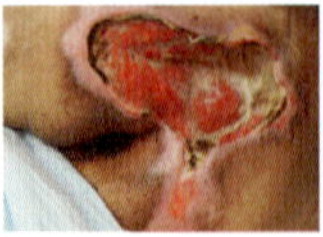	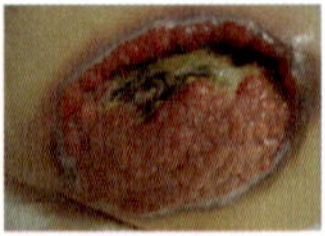
肉芽の色調	赤みを帯びる	白みを帯びる(暗赤色の場合もある)
創面の滲出液量	適度な湿潤状態	過度な湿潤状態あるいは乾燥性
性状	表面が顆粒状	水分が多く、不整形で浮腫状

治療・ケア

治療・ケアの基本

- **滲出液の量**をコントロールする。
- 創面の細菌の増加を疑う場合は、**細菌増殖を予防・減少させる外用薬やドレッシング材**を選択する。

ドレッシング材・外用薬の使用

ドレッシング材・外用薬の選択

基本の選択・ケア	ドレッシング材	●**滲出液の量**に応じて選択する。
	外用薬	●肉芽形成を促進させる場合は、創面の滲出液量や肉芽の性状に応じて選択する。
滲出液が多い場合	ドレッシング材	●滲出液を創面に戻さないために、ガーゼを**1日2回は交換**する。 ●もしくは吸収力の高いパッドで被覆する。 ●創周囲が浸軟するため、創周囲皮膚も洗浄し被膜剤を塗布するなどの**スキンケア**を行う。
クリティカルコロナイゼーションを疑う場合	ドレッシング材	●抗菌作用やバイオフィルムの形成を予防する製品を選択する。
	外用薬	●細菌抑制作用のある薬剤を選択する。

肉芽形成を促すことが期待できるドレッシング材

使用材料	商品名	特徴
親水性ファイバー	カルトスタット® アクアセル®	●滲出液を吸収するとゲル化する。 ●カルトスタット®はゲル化すると崩れやすいため、深いポケットなど除去が困難な部位の使用は注意する。
銀含有親水性ファイバー	アクアセル®Ag	●滲出液を吸収・細菌を封じ込め、創に逆戻りを防ぐとともに、銀による抗菌効果がある。
親水性メンブラン	ベスキチン®W-A	●滲出液を吸収しても崩れず、創表面に密着する。

滲出液の量と適した外用薬

このほか、肉芽形成を促すことが期待できる外用薬としてトラフェルミン(フィブラスト®スプレー)も選択される

滲出液の量	使用材料	商品名
少	アルプロスタジル アルファデクス	プロスタンディン®軟膏
↕	ブクラデシンナトリウム	アクトシン®軟膏
多	精製白糖・ポビドンヨード	イソジン®シュガーパスタ軟膏

※噴霧直後にガーゼなどで被覆してしまうと創部に吸収されないため、30秒ほど経過してから被覆する。

症例 不良肉芽が多い褥瘡(脊椎部)

- 70歳代、女性。
- 外傷性椎体骨折に対して体幹ギプスを装着し、14日後に脊椎部にMDRPUが発生した。
- スルファジアジン銀が含有された外用薬(ゲーベン®クリーム)を塗布していた。
- 滲出液は多く、ガーゼは1日1回交換していた。

介入時

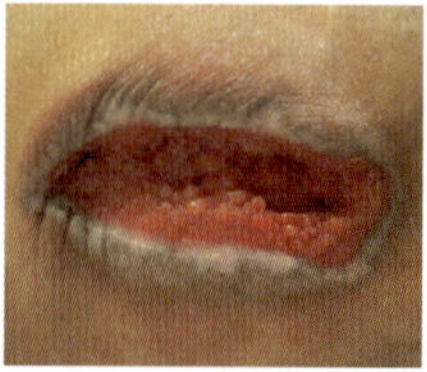

状態

- 滲出液が多く、コントロールが不十分なため肉芽が浮腫状となった。

治療・ケア

- 外用薬を**精製白糖・ポビドンヨード**(イソジン®シュガーパスタ軟膏)へ変更し、ガーゼの交換頻度を1日2回とした。

10日後：ケアの継続

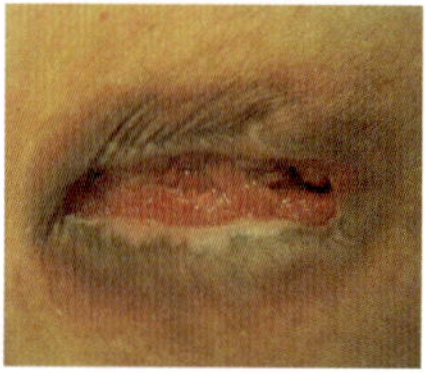

状態

- 肉芽が浮腫状から改善し、創も収縮しはじめた。
- 色調はまだ白みを帯びているため、良性肉芽とはいえない。

20日後：状態の改善

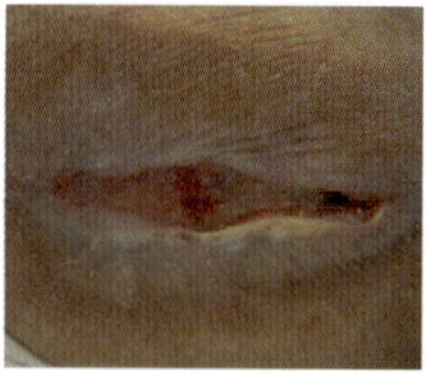

状態

- さらに肉芽の浮腫は改善し、創サイズも収縮している。

局所の状態別の治療・ケア⑤

炎症・感染を伴う褥瘡

まずここをおさえよう！

- 早急な対応が必要か判断する（緊急性を要する排膿、全身管理など）。
- 局所管理は、感染制御を優先する。
- 感染創は、病原体が血行性に波及する「菌血症」、多臓器まで影響する「敗血症」につながりうる。

ここを観察

感染徴候を認めたら、早急に医師へ報告する

局所感染の徴候	●局所の炎症徴候（発赤・腫脹・疼痛・熱感） ●滲出液の性状（膿性・粘稠性）、悪臭、量の増加 ●壊死組織の下に液体（膿や滲出液）の貯留を感じさせる波動 ●皮膚を押したときの握雪感（雪を踏むようなざくざくとした感触）
全身感染の徴候	●発熱、WBC増加、CRP上昇 ●低体温・頻呼吸・血圧低下などのショック症状

※いずれも早期の対応が必要。赤字はとくに緊急性が高い。

治療・ケア

治療・ケアの基本

- 創の清浄化を図る。
- 全身感染症の場合は、抗菌薬の適正投与および全身管理が必要となる。

創の清浄化

外科的デブリードマン／切開・排膿ドレナージ

- 壊死組織は、できるだけ速やかに除去（外科的デブリードマン）する。
- 創部に膿の貯留が疑われる場合は、早期に切開排膿の判断が必要となる（➡ p.76・図）。
- 創部や創周囲皮膚に握雪感を認める場合はガス壊疽の可能性がある。CTやエコーなどの画像検査を必要とするため、ただちに医師へ報告する（➡ p.76・図・症例④）。

早期の外科的デブリードマン／排膿が必要な感染創の例

症例① 波動があり、壊死組織下に膿の貯留が疑われる褥瘡

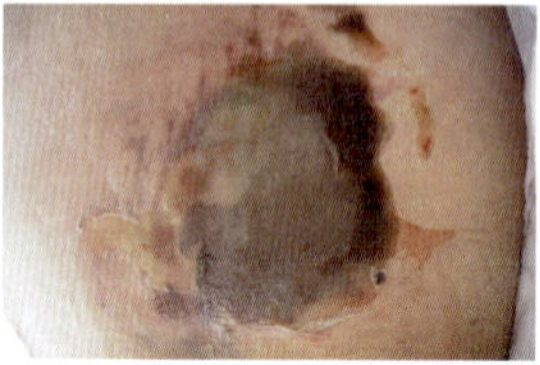

▶切開・排膿ドレナージが必要

症例② 創周囲の炎症徴候（腫脹・熱感・疼痛・紅斑）が強く、蜂窩織炎を呈している褥瘡

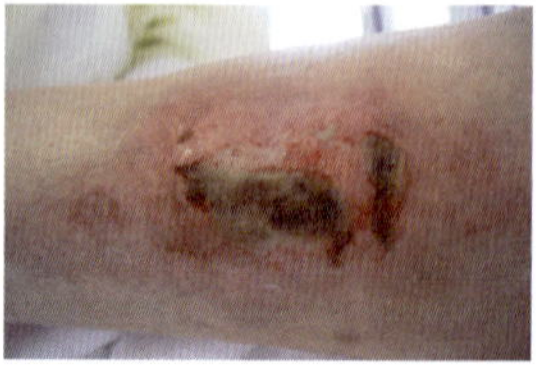

▶壊死組織の外科的デブリードマンが必要

症例③ 悪臭を伴う多量の滲出液を認める感染創

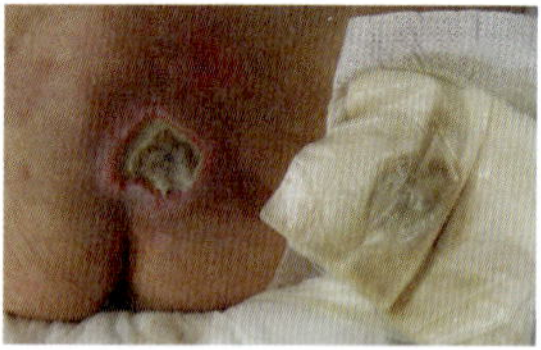

▶壊死組織の外科的デブリードマンが必要

症例④ 握雪感があり、CT画像でガス像を認めた症例

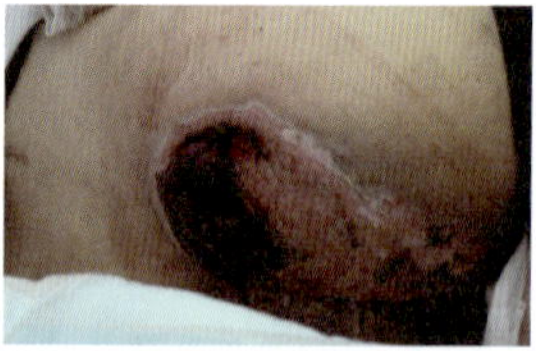

▶切開排膿・外科的デブリードマンが必要

搬送時の状態

- 褥瘡部に血腫を生じ、ショックバイタルで搬送された患者。
- 創周囲皮膚を指で押すと握雪感を認めた。

CT画像

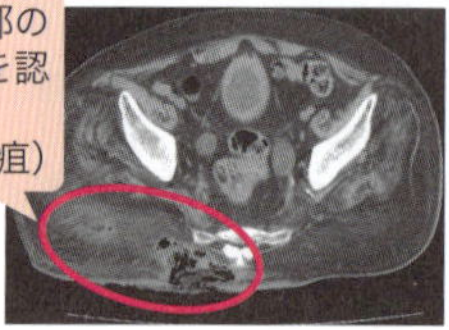

右殿筋部のガス像を認めた（ガス壊疽）

切開排膿・外科的デブリードマン実施後

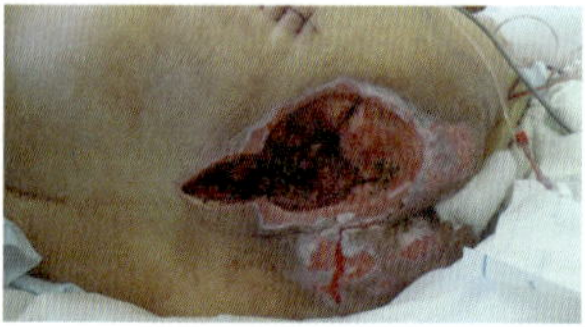

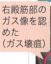

創の洗浄と消毒

- **1日1回以上**、洗浄剤を用いて創部と創周囲皮膚を**広範囲に洗浄**する。
- 消毒薬を用いる場合は、その前後で創部を洗い流す。

外用薬の選択

- **感染制御作用**のある外用薬を用いる。

感染制御作用のある外用薬の例

滲出液が多い場合	滲出液が少ない場合
●カデキソマー・ヨウ素（カデックス®軟膏） ●ポビドンヨード・シュガー（ユーパスタ®軟膏）　など ※量に応じて複数回/日のガーゼ交換が望ましい。	●スルファジアジン銀（ゲーベン®クリーム） ●ポビドンヨード（イソジン®ゲル） ●ヨードホルム（ヨードホルムガーゼ） など ［ポビドンヨード、ヨードホルム：臨床状況によってはこれらも選択肢となる］

全身感染症への対応

抗菌薬の適正投与・全身管理

- 全身感染症の患者には、**感受性のある抗菌薬の全身投与**が必要となる。

症例① 局所感染褥瘡（外果部）

- 80歳代、女性。
- 偶発性低体温症、低酸素性脳症、敗血症。
- 入院時、体温 37℃台、WBC $6.5\times10^3/\mu L$、CRP 10.54mg/dL。
- 入院時より多発褥瘡を認めた。

入院8日後：膿の貯留の疑い

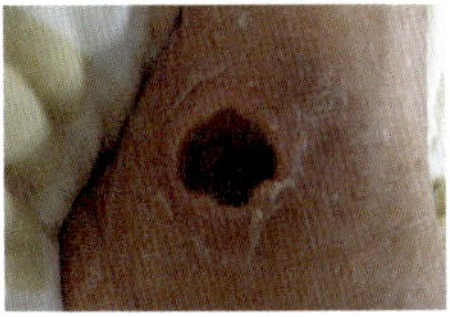

状態

- 褥瘡に触れると波動があり、液体（膿）の貯留が疑われたため、医師へ報告。

（次ページにつづく）

9日後：外科的デブリードマン実施

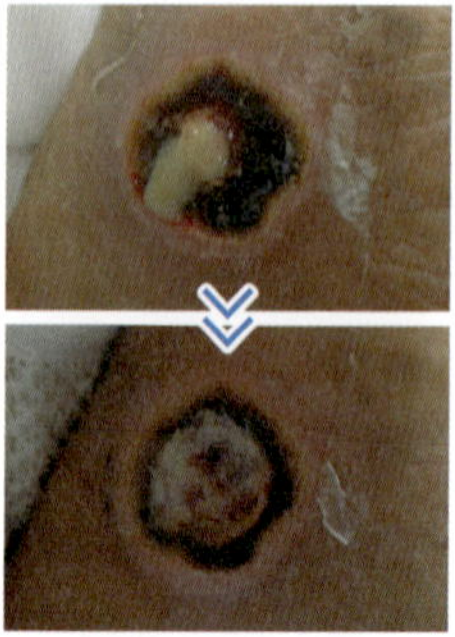

治療・ケア

- 黒色壊死組織の**外科的デブリードマン**を実施した。
- 壊死組織を切開すると、排膿を認めた。

状態

- **創培養**ではグラム陽性球菌が検出された。
- 血液培養と共通する細菌は認めなかった。

15日後：メンテナンスデブリードマン実施

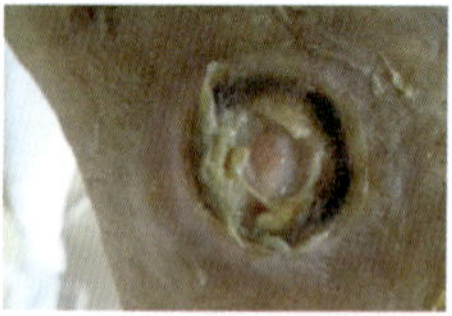

治療・ケア

- 壊死組織が消失するまで、**メンテナンスデブリードマン**を定期的に実施した。
- 抗菌外用薬(**イソジン®シュガーパスタ軟膏**)を使用し、**毎日洗浄**した。

22日後：洗浄と抗菌外用薬の継続

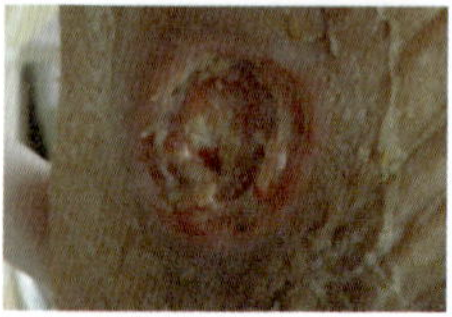

治療・ケア

- 壊死組織が消失するまでは連日**洗浄**、イソジン® シュガーパスタ軟膏を使用した。

29日後：感染の制御

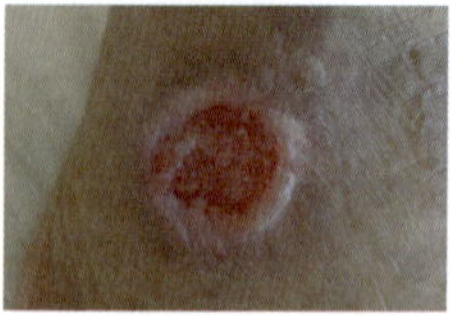

状態

- 良性肉芽となり、炎症徴候消失。感染が制御された。

症例② 褥瘡(仙骨部)からの全身感染症

- 70歳代、男性。
- 高エネルギー外傷による多発骨折、両下腿断裂、外傷性くも膜下出血の治療後。
- リハビリテーション病院で褥瘡の急性増悪を認め、入院した。
- 入院時、体温 38.6℃、血圧 122/72mmHg、心拍数 97回/分、WBC $7.9\times10^3\mu$L、CRP 18.21mg/dL。

入院時

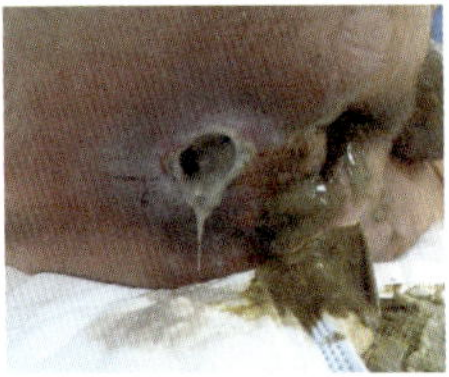

状態

- 仙骨部にポケットを伴う感染褥瘡あり。
- 壊死組織を可及的に除去。溶解した壊死組織が創部から流れ出た。
- 便による創汚染が感染に進展したと考えられた。

治療・ケア
- **抗生物質の全身投与**を開始。

1日後：治療の継続

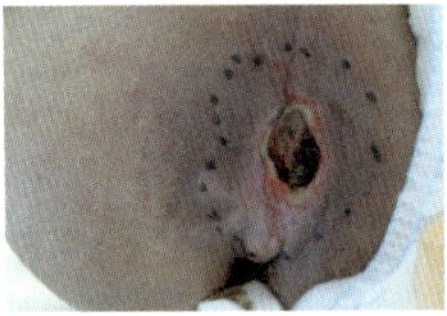

治療・ケア

- 連日洗浄し、ガーゼ交換は滲出液の量に応じて**2～3回/日**実施。
- 外用薬は**ヨードホルムガーゼ**を使用。

7日後：炎症徴候の軽減(感染の急性期を脱した)

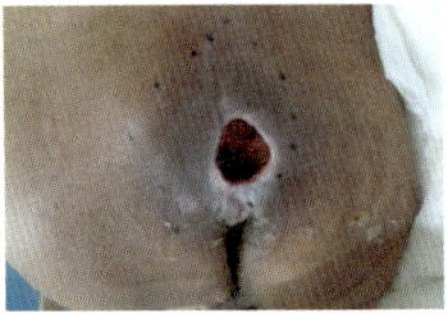

治療・ケア

- 外用薬を**イソジン® シュガーパスタ軟膏**に変更。
- 便汚染を予防し、かつ過剰な滲出液がドレナージされるよう、ガーゼの当てかたを工夫した(➡ p.80・図)。
- 12日後、感染徴候は改善し、全身状態も落ち着いたため転院。

便汚染予防と多量の滲出液への対応

1 肛門側にストーマ用皮膚保護剤を堤防として使用

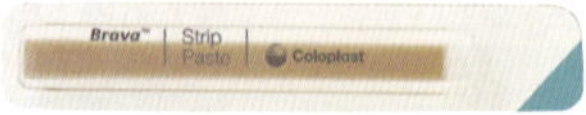

〈使用した商品〉
ブラバ スティックペースト
（コロプラスト株式会社）

2 汚染されやすい肛門側はポリウレタンフィルム材を貼付

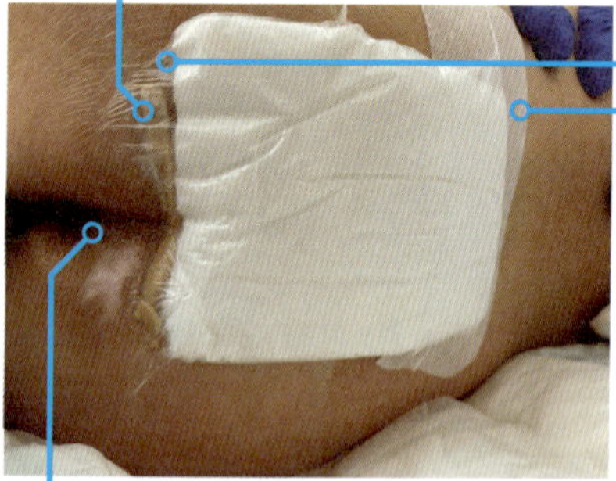

3 汚染が及ばない頭側は、密閉されないテープを使用

➡過剰な滲出液がおむつへドレナージされるよう促す

4 臀裂部にポリエステル繊維綿などを挟んで便の流入を防ぐ

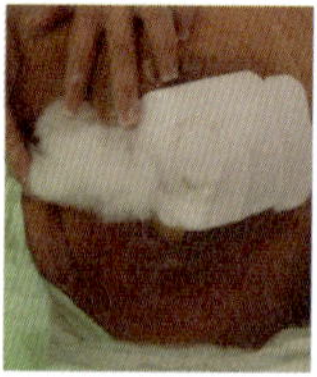

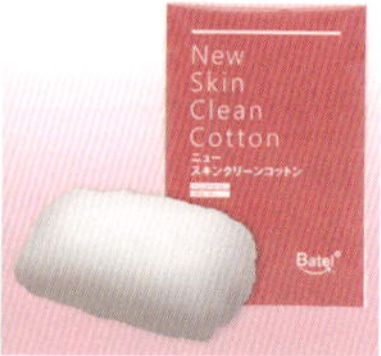

〈使用した商品〉
ニュースキンクリーンコットン
（株式会社ベーテル・プラス）

局所の状態別の治療・ケア⑥

ポケットがある褥瘡

まずここをおさえよう！

- **ポケット内部の清浄化**を図る。
- ポケットの要因となる**外力（圧迫・摩擦・ずれ）を回避**する。

ポケットの種類[1]

①壊死組織融解性ポケット

- 外科的デブリードマンなどにより壊死組織が除去された後に顕在化するもの。

症例 外科的デブリードマン実施後

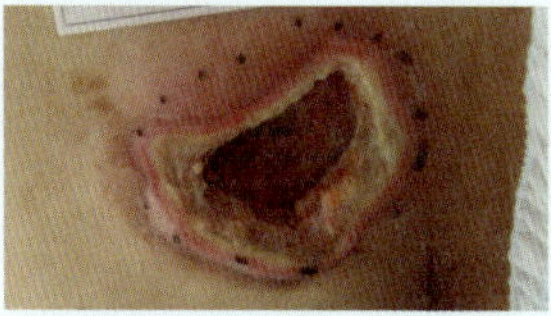

- 外科的デブリードマン直後は壊死組織が除去された範囲が空洞化し、皮下ポケットを呈する。

②外力性ポケット

- 圧迫やずれが関与して発生・拡大するもの。

症例 2週間後

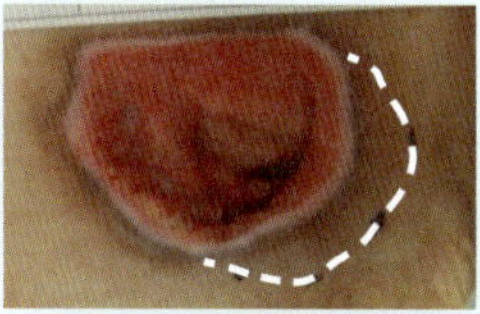

- 4時方向にポケットが拡大。
- 右麻痺があり、座位姿勢では右側に傾きやすい状況であった。

ここを観察

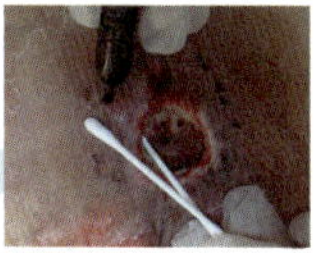

ポケットの計測とDESIGN-R®2020での評価

- 計測時は鑷子などで内部を傷つけないよう注意する。
- **写真**は綿棒を2本使用してポケットサイズを計測する方法。

外力の評価

- ポケットの方向
- 外力（とくにずれ力）の査定

創の評価

- 壊死組織の有無
- 滲出液の量と性状
- 炎症・感染徴候

関節可動域（大転子部・肘など）

- 関節部では、関節の運動によってポケットが拡大する場合がある。
- リハビリテーション部門と協働し、可動の範囲を検討する。

治療・ケア

治療・ケアの基本

- **ポケット内部の清浄化**を図り、感染を予防する。
- 摩擦・ずれの回避、ポジショニングの見直しなど、**外力の影響をできる限り排除**する。
- 保存的治療で治りにくい場合は、ポケット切開や外科的治療を検討する。

創とポケット内部の清浄化

外科的デブリードマン

- 壊死組織が残存する場合は、外科的デブリードマンなどで早期に除去する。

洗浄

- 創と創周囲、ポケット内部を毎日洗浄する。

ポケットの深部が洗いにくい場合の洗浄例

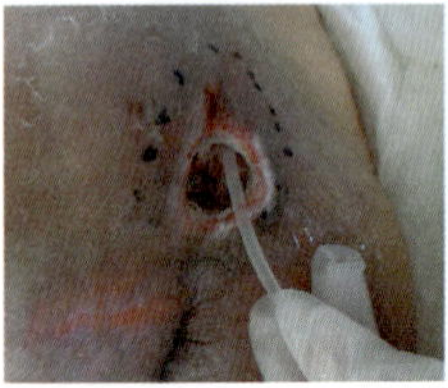

- 柔らかい素材のカテーテルを用いたり(**写真**)、綿棒でポケット内を軽くこする方法がある。
- いずれも**創内を傷つけない**よう注意する。
- 関節腔に至る褥瘡の洗浄方法は医師の指示による(洗浄液の注入による逆行性感染の恐れがあるため)。

外用薬、ドレッシング材

- 創の清浄化が図れるまでは、**感染制御作用のある外用薬**(右ページ・**表**)を優先する。
- 創口が狭い場合は**ゲル状の軟膏をシリンジなどで注入**してもよい。
- 創の清浄化が図れたあとは、**肉芽増殖を促進する外用薬や親水性ファイバー**も選択肢となる(右ページ・**図**)。

ポケットを有する褥瘡の外用薬／ドレッシング材の選択

創部の状態（DESIGN-R®2020評価）		外用薬（◎）	ドレッシング材（●）
感染・炎症（I）	壊死組織（N）		
徴候がある（I3/I9）	ある（N）	基本的な考えかた 感染制御を優先し、創の清浄化を図る	
		●ポビドンヨード・シュガー（ユーパスタ®軟膏） ●ポビドンヨードゲル（イソジン®ゲル） ●ヨードホルム（ヨードホルムガーゼ）（感染創の場合） ●スルファジアジン銀（ゲーベン®クリーム）（△）	
臨界的定着の疑い（I3C）	—	基本的な考えかた 滲出液のコントロールを行い、創の清浄化を図る	
		●ポビドンヨード・シュガー（ユーパスタ®軟膏） ●スルファジアジン銀（ゲーベン®クリーム）（△）	●銀含有親水性ファイバー
徴候がない（i）	ない（n）	基本的な考えかた ポケットの縮小を図る	
		●ポビドンヨード・シュガー（ユーパスタ®軟膏）（▲） ●トラフェルミン（フィブラスト®スプレー）（△）	●銀含有親水性ファイバー ●親水性ファイバー

△：滲出液が少ない（e）　▲：滲出液が多い（E）

ポケットに対する親水性ファイバーの使用例（仙骨部の褥瘡）

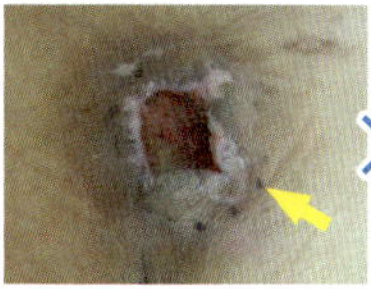

4時方向にポケットを有する。

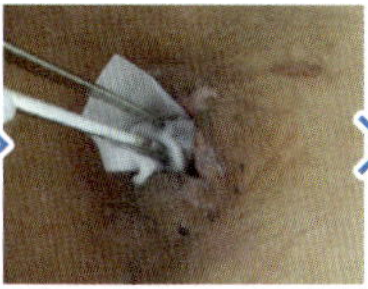

創腔に銀含有親水性ファイバー（アクアセル®Ag）を充填した。

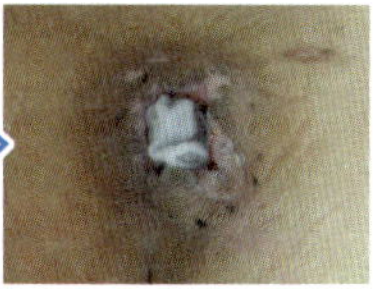

強く押し込むのではなく、緩やかに充填する。

▷▷ 外力の影響の排除

外力の評価とその影響の排除

- ポケットは外力を受ける方向へ拡大するため、形状や方向をよく観察し、**ポジショニング**や**移動方法**を見直す。
- とくに、尾骨部に圧迫・ずれを生じやすいベッド上での頭側挙上姿勢においては、可能であれば**側臥位も取り入れた体位変換・ポジショニング**を行う(**図**)。

ずれ予防に配慮したポジショニングの例(頭側挙上・側臥位)

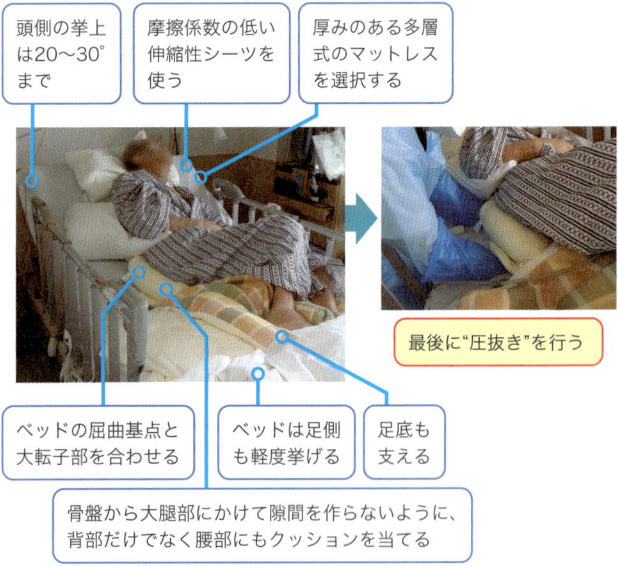

頭側の挙上は20〜30°まで
摩擦係数の低い伸縮性シーツを使う
厚みのある多層式のマットレスを選択する
最後に"圧抜き"を行う
ベッドの屈曲基点と大転子部を合わせる
ベッドは足側も軽度挙げる
足底も支える
骨盤から大腿部にかけて隙間を作らないように、背部だけでなく腰部にもクッションを当てる

▷▷ 保存的治療で治りにくい場合の対応

ポケット切開・外科的治療

- **ポケットを切開**し、創腔を開放することで、洗浄や残存する壊死組織の確認・除去が行いやすくなる。
- 全身状態や侵襲の程度を考慮して決定する。

症例　ポケットを有する褥瘡(仙骨部)

- 60歳代、男性。
- 脊髄損傷による下半身麻痺、車椅子生活、難治性褥瘡。

初回受診時：ポケットの形成(D3-E6s6I3CG6n0P24：45点)

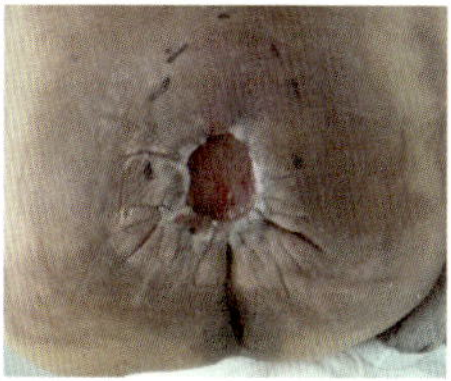

状態

- 12時方向(頭側)に6cmのポケットを有し、創縁は肥厚。
- 創周囲皮膚の浸軟と色素沈着を認める。
- ポケット内腔が狭く、洗浄や軟膏塗布が困難であった。
- 仙骨座りによる圧迫・ずれが影響していると考えられた。

治療・ケア　●初回受診時に開始したケアと指導内容は以下。

①洗浄	●臀部広範囲の洗浄(弱酸性洗浄剤＋微温湯) ●ポケット内部の洗浄(カテーテルチューブを使用) （上記2項目：1回/日実施） ●創周囲皮膚には撥水性皮膚被膜材を使用
②外用薬	●イソジン®シュガーパスタ軟膏を使用 ●非固着性ガーゼ(メロリン®)と吸収パッドを併用
③その他	●座面クッションの変更：厚みのあるエアセル型へ ●理学療法士によるポジショニングの評価・指導

1か月後：ポケット切開の実施(D3-e3s8I3CG4n0P9：27点)

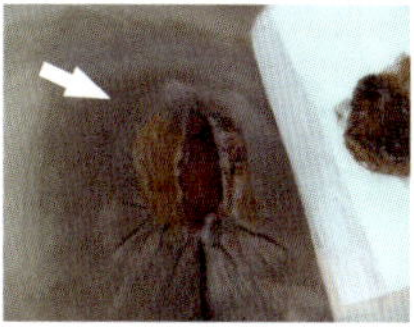

治療・ケア

- 悪化はないが、保存的治療の限界と判断し、12時方向にポケット切開を施行(**写真**)。

状態

- 在宅でも創部が十分に洗浄でき、軟膏塗布が容易となった。

- 10か月後、治癒に至る。ポジショニングの調整(仙骨座りの改善)とスキンケアの継続により再発を予防する。

〈引用文献〉
1. 松本衣代：今，必要な褥瘡におけるポケット形成機序の理解 仙・尾骨部．週刊日本医事新報 2015：4747：22-25.

治療困難例での治療・ケア①

表皮がなかなか閉じない褥瘡

まずここをおさえよう！

- 滲出液、炎症・感染、壊死組織、ポケットが解決・軽減し、良好な肉芽組織で創が覆われなければ創の縮小や上皮化は進展しない。
- 創の縮小と上皮化を促進するためには、**創面の保護**と**適切な湿潤環境**の維持が重要である。

ここを観察

- **DESIGN-R®2020で「重度」の項目がないか**
- **良好な肉芽組織に覆われているか**
- **創縁の巻き込みと創周囲皮膚の状態（浸軟、乾燥など）**

治療・ケア

治療・ケアの基本

- DESIGN-R®2020の評価を行い、**局所治療**を選択する。
- 同時に創傷治癒遅延要因となる**外力（圧迫、摩擦・ずれ）の低減**と**低栄養状態の改善**を図る。

滲出液（E）　炎症／感染（I）
肉芽組織（G）　壊死組織（N）
ポケット（P）

これらに「重度」の項目がある
→「重度」を「軽度」に導くための**局所治療法**を選択

↓ これらが「軽度」になったら

大きさ（S）　深さ（D）

褥瘡の深さが真皮に留まる（d）
→**創面の保護と適切な湿潤環境**を維持し、創の縮小と上皮化を促す

ドレッシング材の選択

- **適切な湿潤環境**を維持し、上皮化を促すために使用する。
- 創の状態に応じて**最長7日以内**に交換する。

選択されるドレッシング材の例
●ハイドロコロイド ●ハイドロジェル ●ポリウレタンフォーム ●親水性ファイバー　など

➡

商品選択の視点
●滲出液量 ●損傷の深さ（損傷の深さにより保険償還が異なる）

外用薬の選択

- 外用薬は、原則**1日1回**塗り直す。

上皮形成促進	●アルプロスタジル アルファデクス（プロスタンディン®軟膏） ●ブクラデシンナトリウム（アクトシン®軟膏） ※ブクラデシンナトリウム軟膏は吸水性があるため、創の乾燥に注意。
創面の保護	●ジメチルイソプロピルアズレン（アズノール®軟膏） ●酸化亜鉛（亜鉛華軟膏）

外科的デブリードマン

- ポケットの内側に巻き込むように表皮化している場合、上皮化の妨げになるため、外科的デブリードマンを検討する（**写真**）。

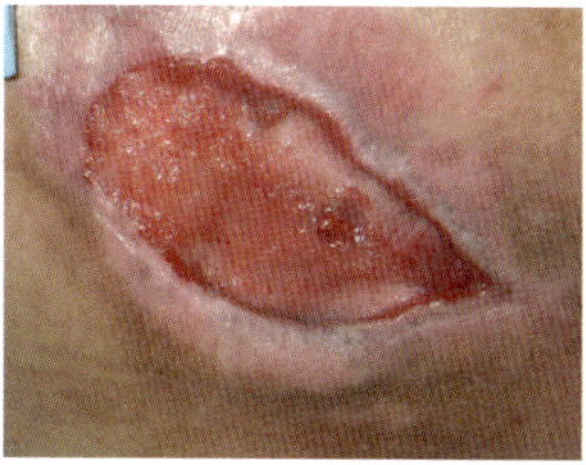

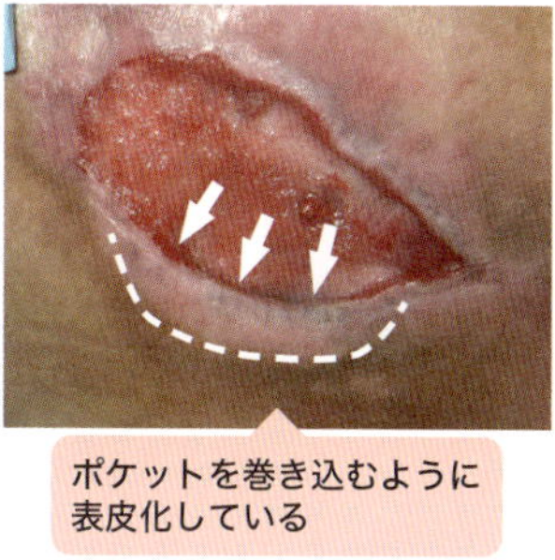

ポケットを巻き込むように表皮化している

症例① 臨界的定着を疑う褥瘡(左肩峰部)

- 70歳代、男性。
- 自宅で倒れているところを発見され救急搬送。
- 入院時、左肩峰部に壊死組織で覆われ、深さ判定不能の褥瘡を保有。
- ゲーベン®クリームで壊死組織の軟化を図る。

入院20日目

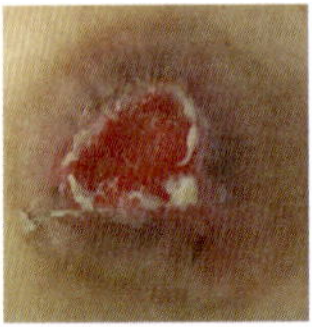

状態
- 良性肉芽の増殖により、創底が創周囲皮膚と同じ高さになる。
- d2-e1s6i0G4N3p0 = 14 点。

治療・ケア
- 壊死組織を切除し、**ポリウレタンフォーム／ソフトシリコン**(ハイドロサイト® AD ジェントル)を貼付。

入院27日目(7日後):臨界的定着

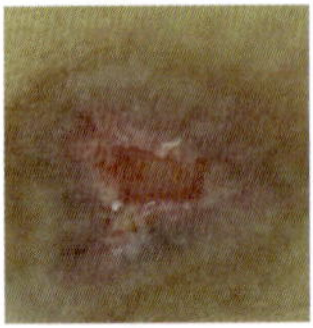

状態
- 肉芽は白色化し、創面にぬめりが生じたため臨界的定着と判断。
- D3-e1s3I3CG6N3p0 = 16 点。

治療・ケア
- **銀含有ハイドロファイバー®**(アクアセル®Ag)を創面に置き、ハイドロサイト® AD ジェントルで保護。**2 日に 1 回**交換。

入院34日目(7日後):表皮化の進展

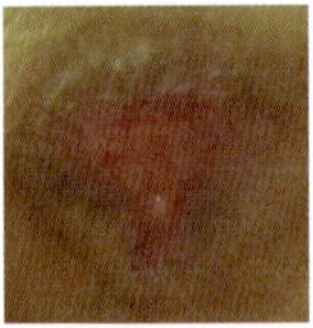

状態
- 創底は肉芽組織で充填され、創縁より表皮化が進んだ。
- d2-e1s3i0g0n0p0 = 4 点。
- さらに 7 日後に治癒を確認。

POINT
- 本症例では 2 種類のドレッシング材を併用したが、他の選択肢として**銀含有ポリウレタンフォーム**がある。
- また、一時的に創傷被覆材から抗菌作用のある外用薬(**ポビドンヨード・シュガー**、**スルファジアジン銀**など)に変更する方法も有効である。

症例② 過度な湿潤状態の褥瘡（左大転子部）

- 80歳代、女性。
- 胆管がん、食事摂取不良で入院。
- 左側臥位を好み、同一体位による圧迫が原因で褥瘡が発生した。

入院27日目（発生3日目）：ドレッシング材の変更

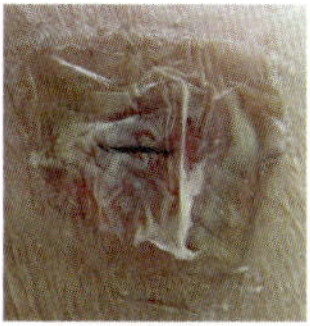

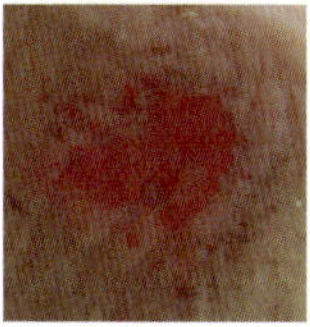

状態
- **ハイドロコロイド**（デュオアクティブ® ET）を貼付していたが滲出液が漏れだしている（**写真上**）。
- 褥瘡は、真皮に留まり感染徴候はない（**写真下**）。
- d2-e3s6i0g0n0p0 = 9 点。

治療・ケア
- 吸水性にすぐれた**ポリウレタンフォーム／ソフトシリコン**（ハイドロサイト® AD ジェントル、7.5 × 7.5cm）に変更し、**1 週間に 2 回**交換。

入院34日目（発生10日目）：ケアの変更

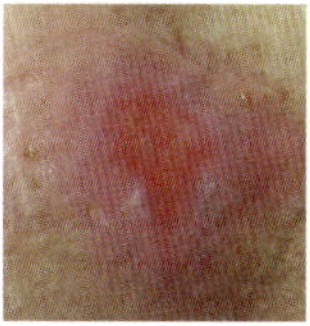

状態
- 創面の毛包上皮より島状に表皮化がみられるが、創周囲皮膚が浸軟。
- d2-e3s6i0g0n0p0 = 9 点。

治療・ケア
- ハイドロサイト® AD ジェントルの**サイズを 10 × 10cm** に変更。
- 交換間隔を **2 日に 1 回**に短縮。
- 4日後に創周囲皮膚の浸軟は改善し、6日後に治癒を確認。

POINT
- この事例は得手体位（左側臥位）があり、有効な体位変換が行えなかった。
- 圧迫による創傷治癒遅延の状態にあるため、**高機能エアマットレス**（グランデ）を選択した。

治療困難例での治療・ケア②

皮膚が脆弱

まずここをおさえよう！

- 強く擦らず**愛護的ケア**を行う。
- 剥離刺激のやさしい医療用テープやドレッシング材を選択し、**二次損傷を予防**する。

皮膚の脆弱化とは

健常な皮膚

皮膚の機能

- 体外からの刺激から体を守る。
  - 機械的・物理的な外力
  - 化学刺激物質
  - 微生物
  - 紫外線　など
- 体内からの水分喪失を防ぐ（保護作用）。

- 生理機能低下

要因
  - 免疫疾患や基礎疾患による皮膚変化
  - 低栄養
  - 化学療法や放射線療法の治療の影響　など
- 組織耐久性低下

脆弱な皮膚

脆弱な皮膚

- 皮膚が脆弱になると、保護作用が十分に発揮できない。
- 菲薄化によって軽微な外的刺激で皮膚は損傷しやすくなる。

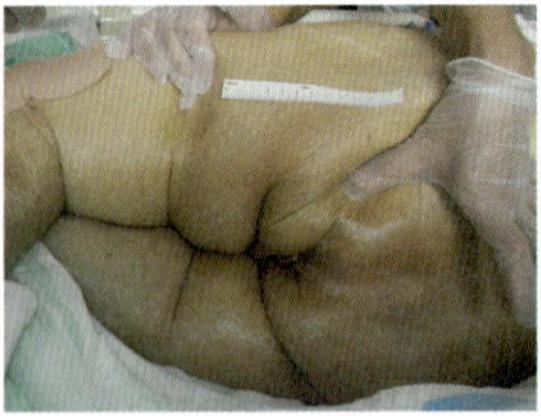

- 全身浮腫の例。

ここを観察

皮膚の脆弱性の程度

滲出液の量

以下を排除できているか

- 圧迫　●摩擦　●ずれ
- 組織耐久性をさらに低下する要因
  - ▼蒸れ　▼温度　▼湿度

治療・ケア

治療・ケアの基本

- 創周囲皮膚の**二次損傷を予防**する。

症例

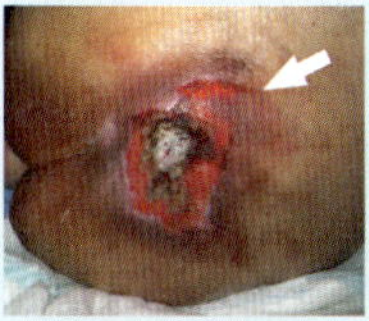

- 脆弱皮膚に浸軟が加わり、10時方向にテープによる損傷が発生(⇨)

二次損傷を起こさないためのケアのポイント

- 強く擦らず**やさしく洗う**
- **剥離刺激のやさしい**ドレッシング材やテープを使用する
- **創周囲皮膚の保護、保湿**で組織耐久性を保持し、新たな創傷を予防する
- 創縁の**浸軟を予防**する
- **剥離剤**や**皮膚被膜剤**を使用する

＋

- ケアに介入するすべての人が、脆弱皮膚のケアをするという**共通認識をもつ**

ドレッシング材・外用薬の選択

シリコーン系のドレッシング材	●脆弱な皮膚に貼付しやすく、剥離刺激が少ない。 ●滲出液量や部位など、**用途に応じたもの**を選択する(「巻末資料①」参照)。
非固着性のドレッシング材	●よれにくく、創周囲皮膚へのダメージや剥離刺激は少ない。 ●粘着性がないため、**二次ドレッシングが必要**となる。 ●二次ドレッシングは、粘着剤がシリコーンやゲル製の**低刺激性テープ**を使用して固定する。
創部の状況に応じた外用薬	●外用薬の種類は「巻末資料②」参照。 ●ガーゼを使用する際の固定テープは、粘着剤がシリコーンやゲル製の**低刺激性で剥離刺激が少ないもの**を選ぶ。

症例① 浮腫で皮膚が脆弱な患者の褥瘡（仙骨部、左踵部）

- 70歳代、女性。
- 既往：肺がん、転移性脳腫瘍。
- 特別養護老人ホーム（以下、特養）入所中。要介護5。
- 分子標的治療薬使用後に浮腫が増強。アルブミン1.0mg/dLまで低下。
- 全身浮腫に圧迫とずれが加わり、骨突出部（仙骨部、左踵部）に褥瘡が発生した。

介入時

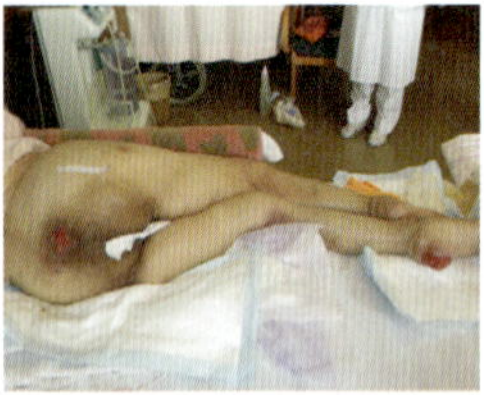

行ったケア

- 特養に**高機能エアマットレス**の使用を依頼。

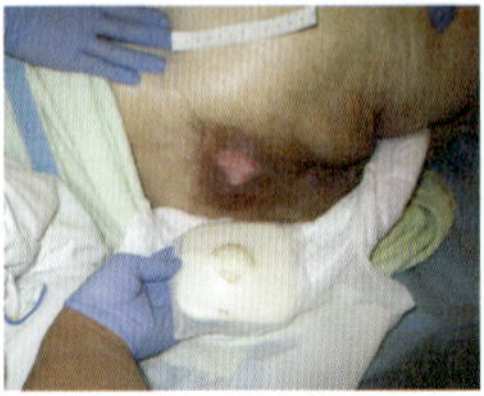

行ったケア

- 吸収能が高く、剥離刺激のやさしい**シリコーン系のポリウレタンフォームドレッシング材（バイアテン シリコーン）**で創周囲皮膚の損傷を予防。

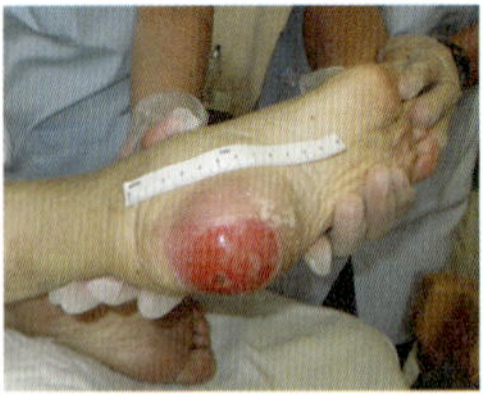

行ったケア

- 褥瘡処置は**2名以上**の看護者で行った。
- 下肢の処置は**下から支える**ようにした。

症例② 浮腫により菲薄化した皮膚に発生した褥瘡(下腿外側)

- 80歳代、男性。
- 既往：前立腺がん、転移性骨腫瘍、脳梗塞後遺症。
- 妻と２人暮らし。要介護５(下半身麻痺)。
- 両下肢の浮腫が増強し、下腿外側に褥瘡が発生した。

介入時

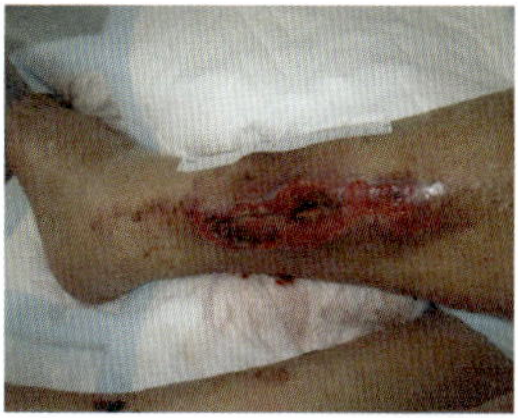

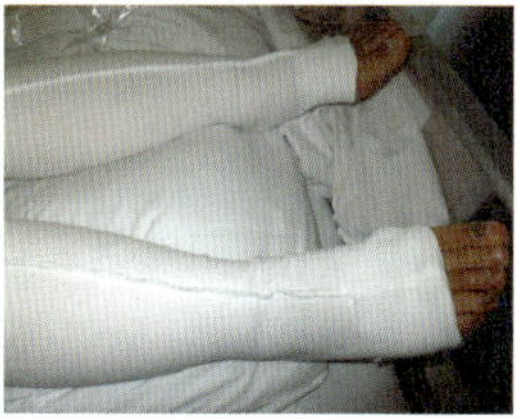

状態

- 下肢が外旋位であったことから、下腿外側の骨突出部に一致して褥瘡が発生。

行ったケア

- 創面の異物除去を行った。
- 毎日訪問看護師が介入できることを確認して、**抗菌外用薬**(ゲーベン®クリーム)と**ガーゼ**を当て、筒状包帯で固定した。
- 交換時には**皮膚被膜剤**(3M™ キャビロン™ 非アルコール性皮膜)と**剥離剤**(3M™キャビロン™皮膚用リムーバー)を必ず使用した。
- 浮腫による皮膚の菲薄化が著しいことから、医療用テープは使用しなかった。

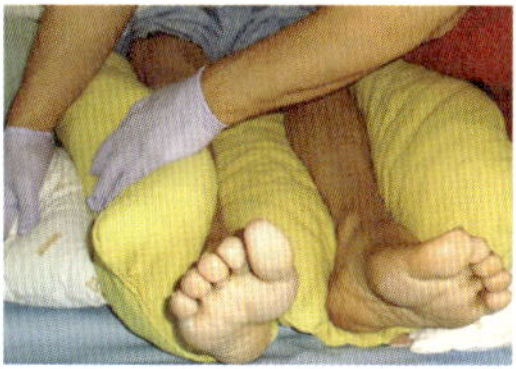

行ったケア

- 下肢の外旋位を防止するため、**ポジショニングの見直し**を行った。
- 外旋予防のために、大きなクッションに小さなクッションを併用した(**スモールチェンジ**)。

治療困難例での治療・ケア③
足潰瘍

まずここをおさえよう！

- **足潰瘍の種類**(褥瘡、虚血性、静脈性、糖尿病性)を把握して、**それに適した外用薬やドレッシング材**を使用する。

足潰瘍の種類 観察によりこれらを判別する

褥瘡

- **長時間圧迫**されたことにより、その部位の阻血状態で生じる組織の損傷。
- **骨突出部**に生じる。

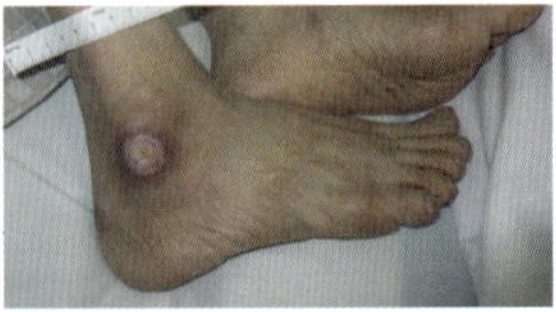

症例 外果に発生した褥瘡

虚血性

- **下肢動脈疾患**(LEAD)で生じる潰瘍。
- 原因は以下による**血流障害**である。
  - ▼糖尿病 ▼透析 ▼喫煙
  - ▼膠原病 ▼血管炎 など

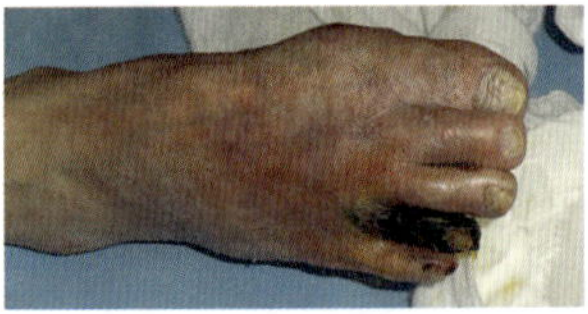

症例 虚血で生じた足趾壊疽

静脈性

- 静脈瘤などの**静脈うっ滞**による下腿の高血圧で生じる潰瘍。
- 皮膚の**色素沈着**が生じやすい。

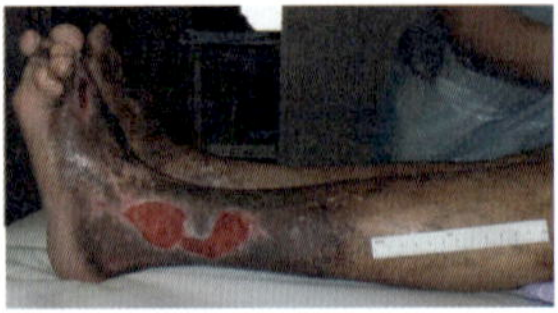

症例 左下腿外側に発生したうっ滞性潰瘍

糖尿病性

- **糖尿病による神経障害、感染、虚血**などの病態で生じる潰瘍。これらは混在していることもある。
- 感覚鈍麻によって、胼胝下潰瘍の発見の遅れ、易感染により重症化することもある。

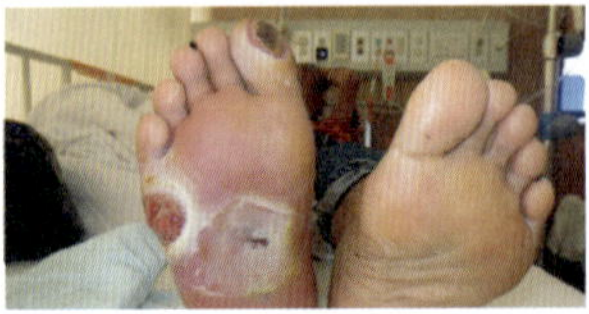

症例 右足底の潰瘍感染

ここを観察

潰瘍発生時の血流評価は必須である

触診

- まずは**冷感**や**皮膚の色**、**足背・後脛骨動脈**を触知する。

動脈触知（後脛骨動脈）

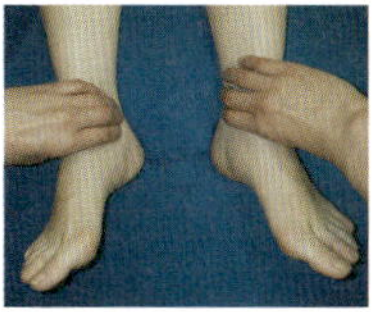

血流評価

- 触知できない場合は**ドプラー**で聴取する。
- **ABI**（足関節上腕血圧比）を測定してもよい。

ABI測定

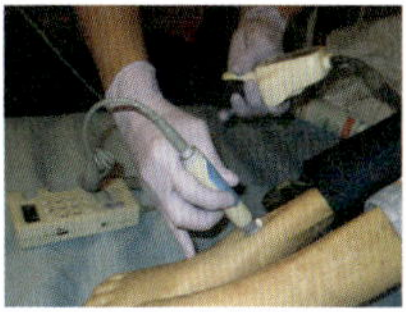

観察

- 骨突出部位でないか
- 色素沈着はないか
- 浮腫はないか
- 糖尿病の既往はないか
  - ▼感覚障害
  - ▼視力障害　など
- 胼胝・鶏眼・乾燥・亀裂はないか　など

ABIの計算式

$$\mathrm{ABI}=\frac{\text{足関節収縮期血圧}}{\text{上腕収縮期血圧（左右いずれか高いほう）}}$$

結果の見かた

- 0.91〜1.39 ➡正常値
- 0.90以下 ➡血流障害
- 1.40以上 ➡高度の動脈硬化を疑う

治療・ケア

共通	●ドレッシング材は創部の大きさ、部位、滲出液、虚血の有無から選択する（「巻末資料①」参照）。 ●外用薬は選択の基準に準ずる（「巻末資料②」参照）。
褥瘡の場合	●圧迫、摩擦・ずれ、蒸れの排除。
虚血性の場合	●不用意な外科的デブリードマンは行わない。 ●虚血の場合、**創部を乾燥させる**場合がある（感染制御）。 ●下肢の過度な挙上は血流障害を助長するため、ギリギリの状態で挙上する（➡p.97）。
静脈性の場合	●原則は以下を行う。 ▼圧迫療法（**写真**） ▼保湿 ▼下肢の挙上 ▼過体重であれば減量 ●圧迫療法は**虚血がある場合は禁止**。 **圧迫療法の例** 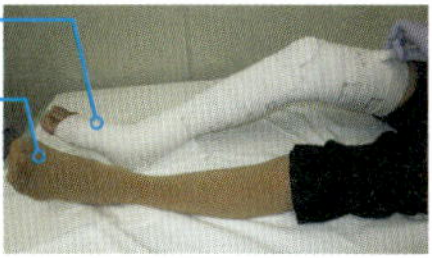
糖尿病性の場合	●壊死組織の除去（虚血の有無確認） ●除圧　●靴の確認　●足の観察、清潔保持

2 治療困難例での治療・ケア ― 足潰瘍

症例① 足潰瘍

- 80歳代、男性。
- 既往：脊椎損傷。
- 体調不良でADLが低下し、車椅子移乗ができなくなった。
- 両踵部と下腿外側に潰瘍が発生した。

介入時

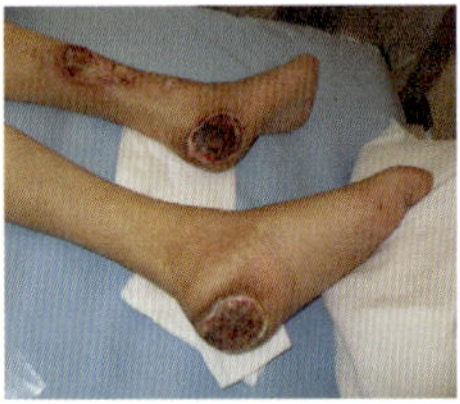

状態

- 骨突出部位であることから褥瘡と考えた。
- ABI測定を行ったところ、右1.01、左1.02であった。

30日後：外科的デブリードマン実施後

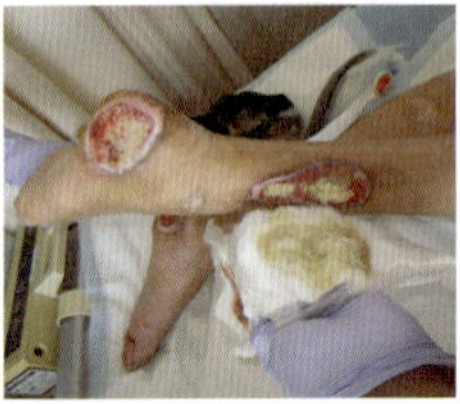

治療・ケア

- **外科的デブリードマン**を実施。
- wound bed preparation（創面環境調整）におけるTIMERS（➡ p.32）を行い、**除圧**を継続した。
- ゲーベン® クリームで壊死組織を柔らかくしながら感染を制御した。

120日後：治癒

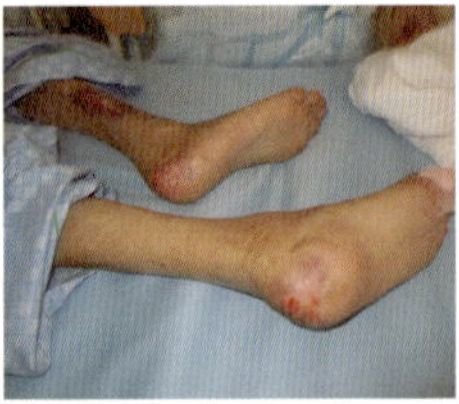

治療・ケア

- 創部の状態に応じて外用薬をアクトシン®軟膏に変更し、除圧を徹底し、治癒に至った。

症例② 虚血のある踵部の褥瘡

- 70歳代、男性。
- 既往：2型糖尿病（罹患歴20年）、肺炎。
- 発熱で臥床が続き、踵部に褥瘡が発生した。

介入時

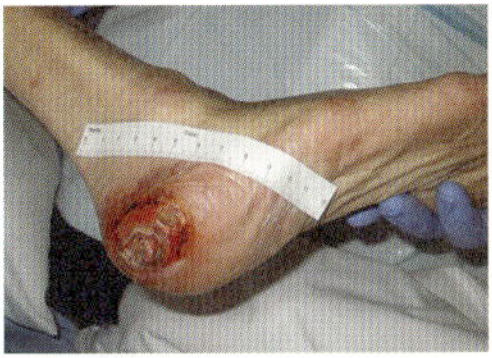

状態

- ABI値は、右0.52、左0.60であった。

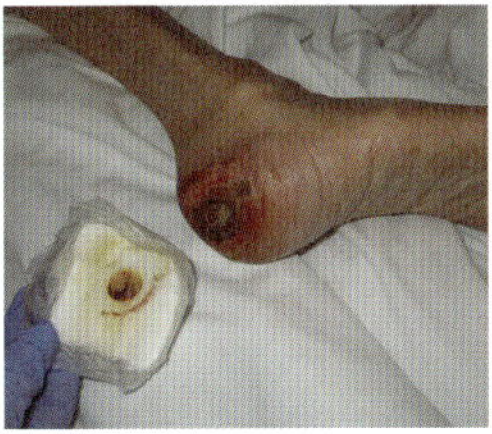

治療・ケア

- 虚血肢であるため、積極的な外科的デブリードマンは避けた。
- 下肢は**挙上しすぎない**ようにして除圧した。
- カデックス® 軟膏とガーゼ使用で創部の固着壊死組織を**乾燥**させ、感染制御を図った。

POINT

- 虚血肢の過度の挙上は血流障害を助長するため、**右図**のように挙上する。

虚血肢の踵部の除圧

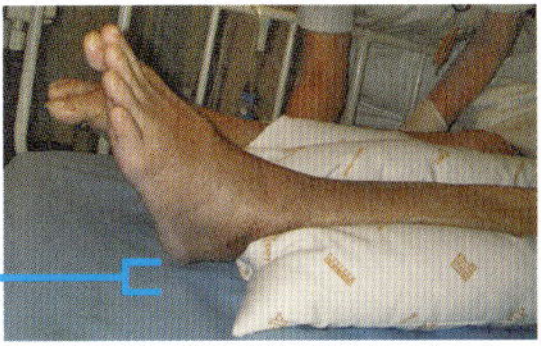

治療困難例での治療・ケア④
拘縮が強い

まずここをおさえよう！

- 重点的な**体圧分散ケア**と**圧迫部位の保護**。
- 筋の緊張をやわらげ、**関節拘縮の予防・改善**を図る。

ここを観察

拘縮により起こることと観察のポイント

可動域が狭まり、姿勢が制限される
↓
通常の体位変換が困難となり、限られた部位に圧が集中
↓
ポジショニング姿勢を観察

- 身体の傾きや、ずり落ち
- クッションの当てかた、種類
- 体圧の集中しやすい部位の確認
- 安楽性

四肢や体幹が重なる部分が圧迫される
↓
通常の予防ケアでは防ぎきれない部位に褥瘡が生じる
↓
拘縮による圧迫の有無を観察

- 下肢同士の重なり
- 上肢による体幹の圧迫
- 指同士の圧迫
- 手指の手掌への食い込み　など

治療・ケア

治療・ケアの基本

関節拘縮の予防・改善

- 適切な**ポジショニング**や**リハビリテーション**を行う。

圧迫部位の保護

- 拘縮により**圧迫を受けている部位を保護**する。

外力低減ケア

- 基本的な**体圧分散**と**ポジショニング**は「骨突出が著明」を参照(➡p.101)。
- 拘縮の部位と可動域の程度を把握したうえで、**筋緊張をやわらげるような位置**にポジショニングクッションを当てる。
- 関節拘縮による皮膚同士の接触部位には、部位に応じて**クッション**を用いたり、手掌に**ハンドロール**を握らせて皮膚を保護する。

関節拘縮による皮膚の圧迫部位に対するポジショニングクッションの使用例

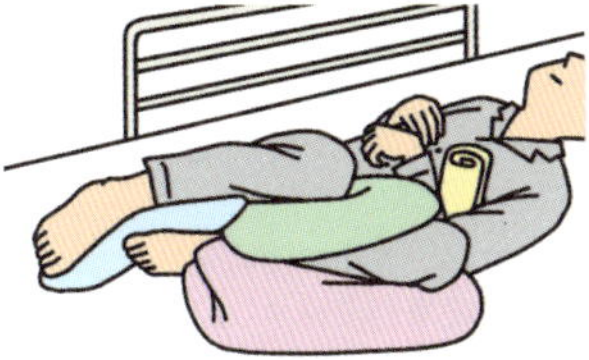

- 身体とベッドとの隙間をクッションなどで埋めて、接触面積を広げる。
- 大きい隙間には大きいクッションを使う。
- 体動がかかる方向を、クッションなどで支持する。

手指の屈曲拘縮に対するハンドロールの当てかたの例

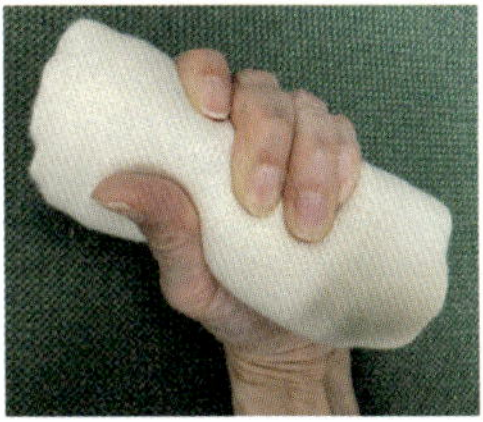

- ロールガーゼやタオルは太めに巻いて適度な厚みをもたせる。
- 通気性のよい素材を用いる。

骨突出部の保護

- 骨突出部位に**シリコンフォームドレッシング材**(メピレックス® ボーダープロテクトなど)を貼付して保護する[1]。

拘縮の進行予防

- 骨格筋の**リラクゼーション**、適切な**ストレッチング**で拘縮の進行を防ぐ。
- リハビリテーション部門と連携し、個々の可動域を把握したうえで安全に実施する。

拘縮へのケアのポイント

拘縮部位を無理やり広げようとしない。**骨折**や**脱臼**を起こす可能性がある[2]

❶体に触れる前には常に声をかけ、安心感を与える。
❷関節の他動運動は、勢いをつけずにゆっくりと行う。
❸1日1回、可能ならば複数回、他動運動を行う。

症例 拘縮により発生した褥瘡(手掌)

- 90歳代、男性。
- パーキンソン病の急性増悪。
- 手指の屈曲拘縮と尖足あり。
- 左第３指が自身の手掌に食い込んで５mm 大の皮膚潰瘍を生じた。

介入時

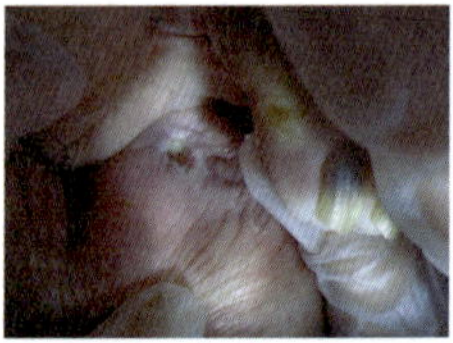

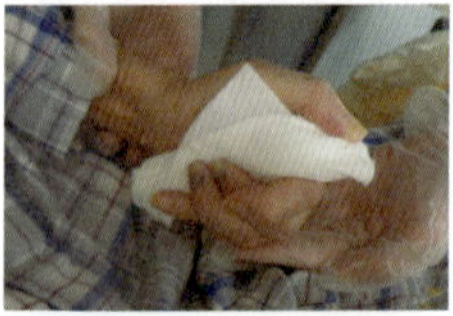

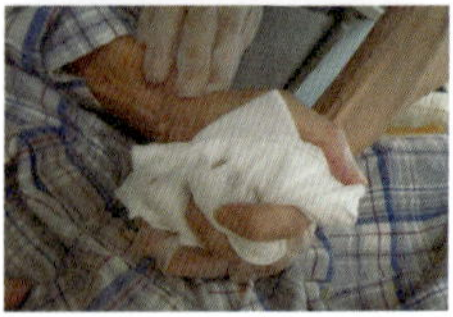

状態

- 左手指の屈曲拘縮が強く、指先が手掌に食い込んで皮膚潰瘍を生じた。
- 創周囲皮膚の浸軟あり。

治療・ケア

- 手浴または温タオルで筋緊張をやわらげた後、**弱酸性洗浄剤**で洗浄し、水分をよく拭きとった。
- **ソフトシリコン・ポリウレタンフォームドレッシング材**(メピレックス® ボーダー フレックス)を貼付し、**２日ごと**に交換した。
- ドレッシング材の貼付後、柔らかい不織布ガーゼを**ロール状にして握らせ**、指の食い込みを予防した(**写真上**)。
- 手指間にも柔らかい**ガーゼを挟み**、指同士の摩擦を避けた(**写真下**)。

- 指が開くようになったらロールガーゼを太くしていった。
- 創部は 10 日後に治癒した。
- その後もロールガーゼと指間ガーゼによる保護を継続した。

POINT

右記の局所ケアに並行して、リハビリテーション部門との協働で以下を行った。
❶理学療法士(PT)による関節可動域運動　❷ポジショニング方法の確認
❸筋緊張を高めないかかわり(➡ p.99・「拘縮の進行予防」参照)

〈引用文献〉
1. 日本褥瘡学会 編：褥瘡予防・管理ガイドライン 第5版. 照林社, 東京, 2022：30-31.
2. 日本褥瘡学会 編：褥瘡ガイドブック 第3版. 照林社, 東京, 2023：197.

治療困難例での治療・ケア⑤

骨突出が著明

まずここをおさえよう！

● 骨突出部位にかかる外力（圧迫・摩擦・ずれ）を回避・低減する。

るい痩により骨突出が著明な患者の特徴

るい痩

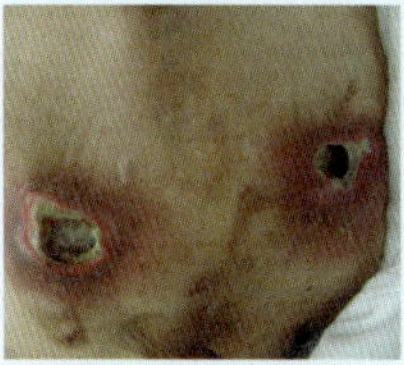

● るい痩が著明な患者の骨突出部（上後腸骨棘）の褥瘡

低栄養

骨突出

● 外力からのクッションの役割を果たす皮下脂肪や筋肉などの軟部組織に乏しい
● るい痩が強いとどのような体位をとってもいずれかの骨突出部位に体圧がかかってしまう（褥瘡のハイリスク要因）

圧力が局所に集中する
（体圧分散ケアの困難）

ひとたび褥瘡が発生すると**悪化、難治化**しやすい

ここを観察

全身の骨突出部の状態

● **1日1回**は全身の骨突出部を観察する。

骨突出部の体圧

● めやす：40mmHg以下
● 発赤が生じる場合はさらに調整

● 可能であれば、**簡易体圧測定器**などを用いて骨突出部の体圧測定をする。
● ポジショニング後は毎回、**骨突出部の下に手を差し入れ**、圧が集中していないか確認する。

治療・ケア

治療・ケアの基本

外力軽減ケア	体圧分散マットレス	● リスク評価に基づいて選択する。
外力軽減ケア	ポジショニング	● 骨突出が強い場合、マットレスだけでは体圧分散が不十分。 ● クッションを用いた効果的なポジショニングを行う。
外力軽減ケア	骨突出部の保護	● シリコンフォームドレッシング材（➡p.104・図）の予防的貼付。
栄養ケア		● 栄養状態の評価。 ● 低栄養の改善。

注意 骨突出部位のマッサージは行わない。

リスク評価に基づいた体圧分散マットレスの選択

商品例は「巻末資料③」参照

円背や病的骨突出がある場合	● 圧切替型多層式エアマットレス ● 交換圧切替型エアマットレス ● 拘縮モードを備えているタイプ　など
自力での体位変換が望める人や、安定感を重視したい場合	● ハイブリッド型　など

ポジショニングの実施例（側臥位）

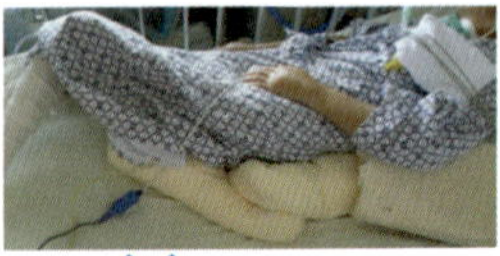

- やせている臀部の大殿筋を補うように、腰部、大腿部の隙間にクッション（ウェルピー）を入れ、**接触面を広げる**。
- 大きい空間には大きいクッションを用いる。

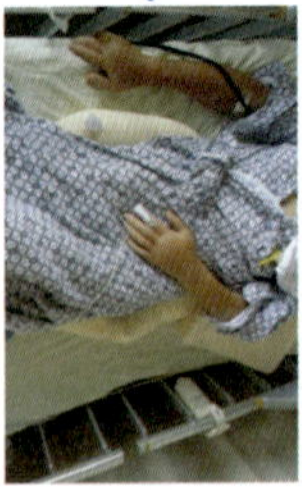

- 側臥位の角度に応じて、**ベッドと身体の隙間**を左右から埋める。
- 骨突出部が底付きしない状態まで、**深めにクッションをさしこむ**。

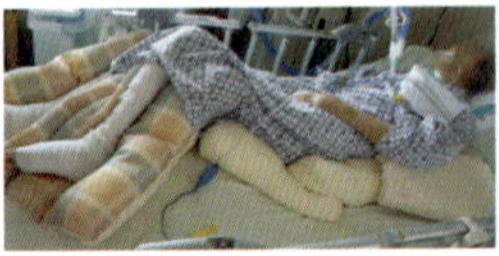

- 高機能マットレスとポジショニングクッションにより、体圧値：24.5mmHgに調整された。
- 踵や内果・外果部が底付きしていないか確認する。
- 背抜き（圧抜き）を行う。

症例 高度の病的骨突出による褥瘡(仙骨部)

- 90歳代、女性。
- COVID-19 感染症、肺炎、高度貧血、慢性心不全、低栄養あり。
- 要介護 4。訪問看護利用者。
- 高度の病的骨突出があり、仙骨部に d2 褥瘡を有していた。
- 右後腸骨部・胸椎突起部には反応性充血を認めた。

入院時

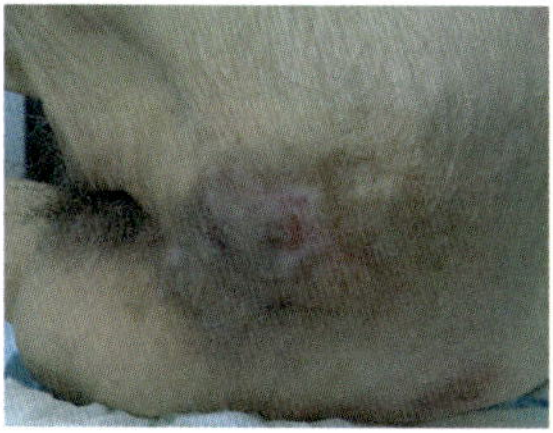

状態

- 入院時のブレーデンスケール
  - 知覚の認知 2
  - 湿潤 2
  - 活動性 1
  - 可動性 2
  - 栄養状態 1
  - 摩擦とずれ 1 ➡計 9 点

行ったケア

外力低減ケア

- **交換圧切替型多層式エアマットレス**(ビッグセル インフィニティ)使用。
- クッションを用いてポジショニングを行い、褥瘡部の体圧値を **30mmHg 以下**に調整(➡ p.102・図「ポジショニングの実施例(側臥位)」参照)。
- 体位変換は **3 時間**をめやすとし、**1 時間ごと**に圧抜きとスモールチェンジを行った。

局所ケア

- 仙骨部:**シリコンフォームドレッシング材**(➡ p.104・図)を貼付し、**3 日ごと**に交換した。
- 右後腸骨部・胸椎突起部:予防的に**シリコンフォームドレッシング材**を貼付した。
- スキンケア:**弱酸性洗浄剤**(泡ベーテル®F 清拭・洗浄料)を使用し、臀部に**撥水性皮膚保護クリーム**(コラージュフルフル撥水保護クリーム)の塗布を行った。

栄養管理

- 貧血に対して輸血を実施。
- 食事は本人が食べやすいゼリー食とした。

(次ページにつづく)

2週間後：治療

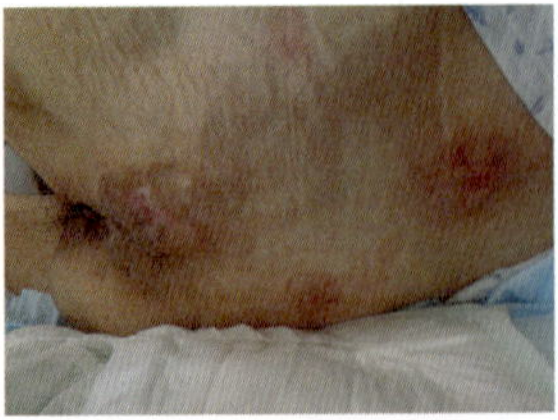

状態

- 仙骨部褥瘡は 2 週間後に治癒。
- 他の皮膚障害は生じなかった。

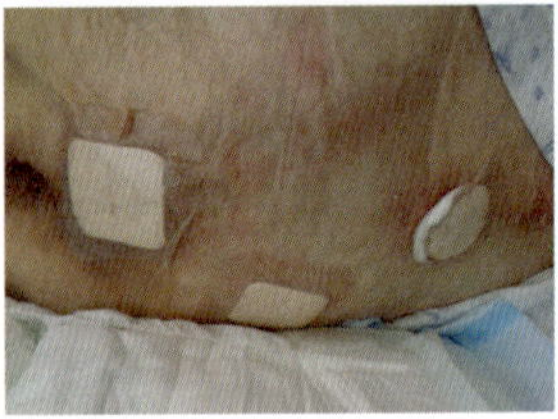

治療・ケア

- 治癒後も反応性充血を繰り返す後腸骨部・胸椎突起部とともに、骨突出部へのシリコンフォームドレッシング材の予防的貼付を継続した。

予防的に使用した商品（シリコンフォームドレッシング材）※

メピレックス® ボーダー プロテクト
（メンリッケヘルスケア株式会社）

〈使用時の注意点〉

- 貼付中も皮膚の観察を怠らない。
- 体圧分散マットレスやクッションなどを併用する。
- 濡れたり、汚染した場合は交換する。

※予防的使用は**保険適用外**である。

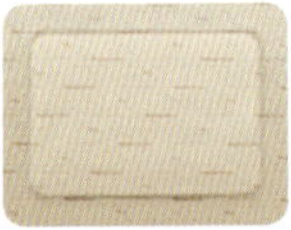

スクエア

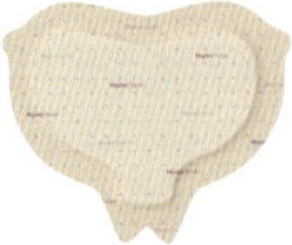

せんこつ用

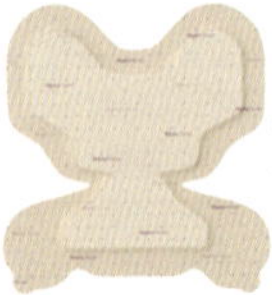

かかと用

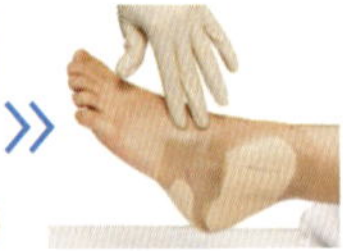

かかと用の貼付後

治療困難例での治療・ケア⑥
褥瘡が多発している

まずここをおさえよう!

- 褥瘡のケアと並行して、**全身状態の改善**を図る。
- **発生部位**、**発生原因**を把握する。
- 苦痛・時間・コストなど、**複合的な視点**で処置方法を検討する。

褥瘡の多発が起こる原因

褥瘡の発生原因

- 自力体位変換が不可の長期間寝たきり
- 低栄養
- 脆弱皮膚(高齢者、皮膚の浸軟、強度の浮腫など)

＋

- 繰り返される刺激(圧迫および摩擦やずれなど)

→

多発につながる原因

- 全身状態が著しく悪い
- 長時間硬い床で倒れていた
- 適切なマットを使用していない
- 拘縮などが強く、効果的な体位変換が困難
- 介護ネグレクト　など

ここを観察

各発生部位と深達度(重症度)

- 体位変換によって圧迫される部位を把握する。

発生原因の把握

- 適切でないマット
- 全身状態悪化
- 虚血
- 情報不足
- 社会的背景

など

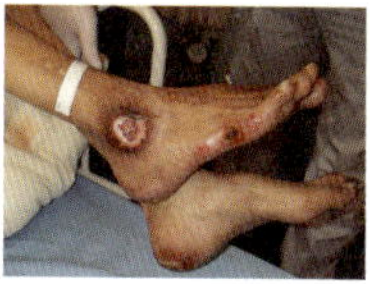

- 虚血肢にできた褥瘡。

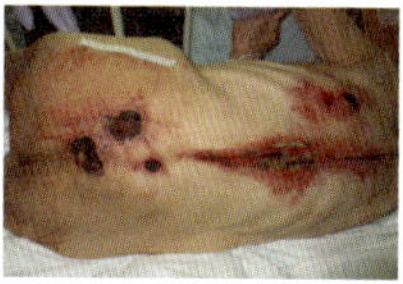

- 情報不足により発生した褥瘡。

治療・ケア

治療・ケアの基本

創傷処置

- 各創部の状態に応じて行う。
  - ▼洗浄（wound bed preparation。詳細は p.32 参照）
  - ▼被覆

除圧ケア

- 高機能エアマットレスの選択
- 車椅子用クッションの選択（車椅子移乗が可能な場合）

創傷処置

ドレッシング材	●褥瘡の状態に適したドレッシング材を使用する（➡p.20）。 〈ポイント〉 処置時間の延長が患者に強い苦痛を与える場合 ➡ **簡略なもの**の使用を検討する。（テープ付きのドレッシング材） 全身状態が悪く、皮膚が脆弱で滲出液が多い場合 ➡ **剥離刺激が少ない、吸収能の高いもの**を使用する。
外用薬	●創部の状況に応じた外用薬を選択する（➡p.29）。
陰圧閉鎖療法	●医療機関の場合、陰圧閉鎖療法対象者であればブリッジング法※を用いることも検討する。 **臀部の多発褥瘡への陰圧閉鎖療法（ブリッジング法）** 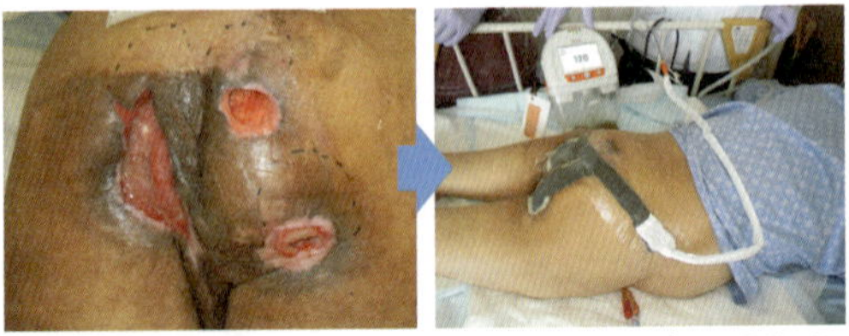 3か所をブリッジングして、吸引した。

※2つ以上の創傷を1か所から吸引する手法。

除圧ケア

- 褥瘡の場所と発生要因を把握したうえで除圧ケアを実施する。

円背の多発褥瘡(左腸骨、腰椎、右大転子部)

- 高機能エアマットレスを使用し、臀部で身体を支持するポジショニングを行う。

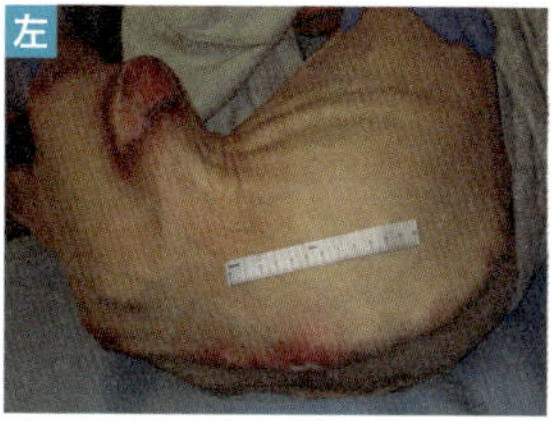

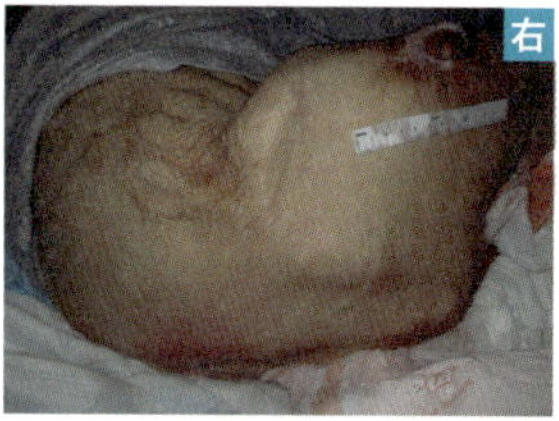

症例 在宅からの持ち込み褥瘡(多発)

- 70歳代、女性。
- 誤嚥性肺炎で入院。
- 1か月前より褥瘡発生(それまでは介助で歩行可)。
- 経過：近医皮膚科でブロメライン軟膏が処方され、夫が1日3回処置していた。
- 訪問看護など介入・体圧分散用具の使用なし。

介入時(入院時)

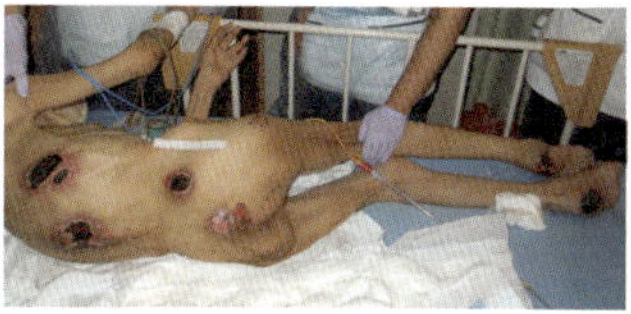

状態

- ほぼ黒色壊死組織で覆われている褥瘡を7か所保有していた。

(次ページにつづく)

10日後：入院中のケア

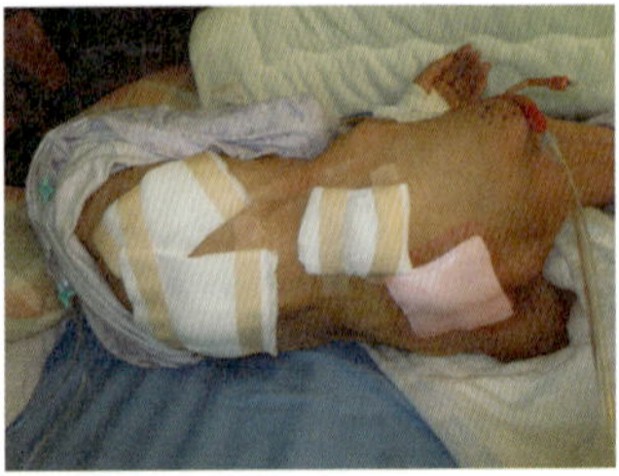

治療・ケア

- 高機能エアマットレスを使用。
- 壊死組織の自己融解促進と感染制御目的でゲーベン® クリームを使用し、毎日ガーゼ交換した。
- 滲出液が少ない浅い創部はポリウレタンフォームドレッシング材(ハイドロサイト® AD ジェントル)を貼付して週2回の交換とした。

90日後：退院直後の状態

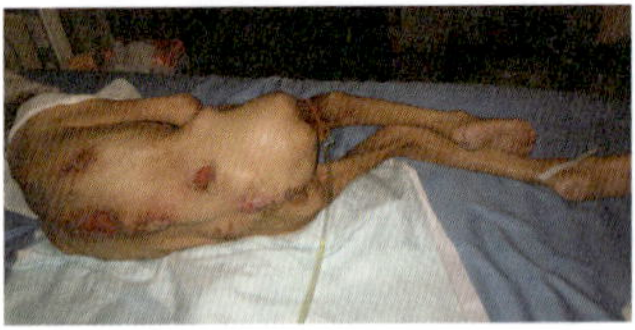

状態

- wound bed preparationが施され、黒色壊死組織は除去された。
- 主疾患が治癒し、夫の希望で自宅に帰った。

4か月後：退院後のケア

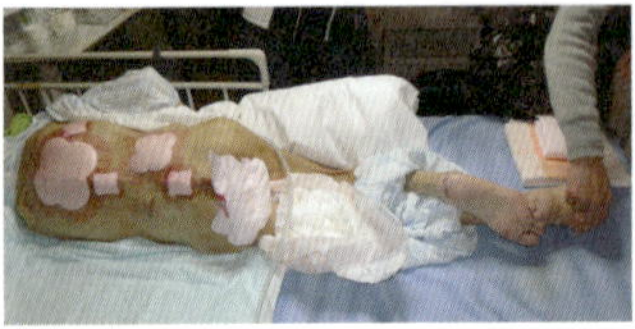

治療・ケア

- 交換時の苦痛を緩和するため、吸収能が高いポリウレタンフォームドレッシング材(ハイドロサイト® ライフ)を選択し、週3回交換に変更した。

1年後：治癒

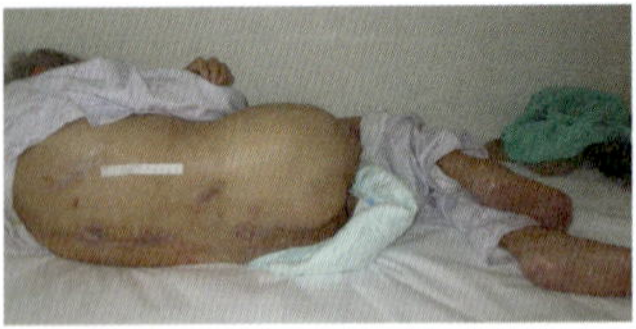

治療・ケア

- 徐々に交換回数を減らし、介護者の負担軽減も図った。
- 1年経過して治癒した。

治療困難例での治療・ケア⑦
痛みがある

まずここをおさえよう！

- 褥瘡保有者が感じる痛みには、**疾患や拘縮によって起こる痛み**と**褥瘡自体から起こる局所の痛み**がある。
- すべての深さの褥瘡において痛みが発生する可能性がある。浅い褥瘡でも痛みを感じており、褥瘡ステージII～IVの褥瘡保有者75%が緩やかな痛みを、18%が耐え難い痛みを感じている[1]。
- 深い褥瘡ほど強い痛みがある[2]。

痛みの種類と褥瘡の痛み

侵害受容性疼痛	神経障害性疼痛	心因性疼痛
・内臓痛 ・**体性痛**	・末梢神経の損傷による痛み ・中枢神経を発生源とする痛み	

- 褥瘡患者に認める痛みは**体性痛**である。
- 体性痛は、筋肉や骨、皮膚、粘膜、関節、皮下組織に由来する痛みで、炎症、機械的刺激などによって筋肉の虚血やスパズムが起こり、痛みが生じる。
- **「ズキズキする痛み」「うずくような痛み」**などと表現されることが多い。

疼痛マネジメントの原則

❶患者の訴えを信じる
❷痛みの原因を把握する
❸痛みを予防的にとるように努める
❹患者にとっての疼痛緩和の効果と副作用を繰り返し評価する
❺本人の意思を尊重する

高橋美賀子：がん疼痛の基本的な考え方．がん看護 2007；12(2)：102-106．より引用

ここを観察

●疼痛のアセスメントは、**すべてのステージの褥瘡**に評価してよい。

疼痛のアセスメント

詳細な痛みの状況	●いつ、どこが、どのように、どれくらい痛むのか
痛みの因子	●痛みの緩和因子と増強因子 ●痛みに関連する因子
主観的な痛みの強さ	●以下のスケールを用いて評価してもよい。 長さ10cmのスケールを用いる **視覚的アナログ尺度(VAS)** ●痛みの程度を線上に印で記入してもらう。 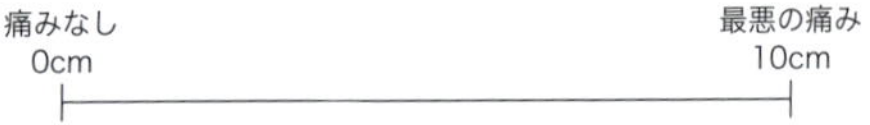 **数値的評価尺度(NRS)** ●痛みを0～10段階の数値で評価してもらう。 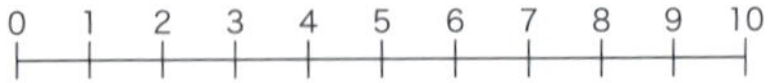 **フェイススケール(FRS)** ●痛みの強さを表情のイラストで評価してもらう。 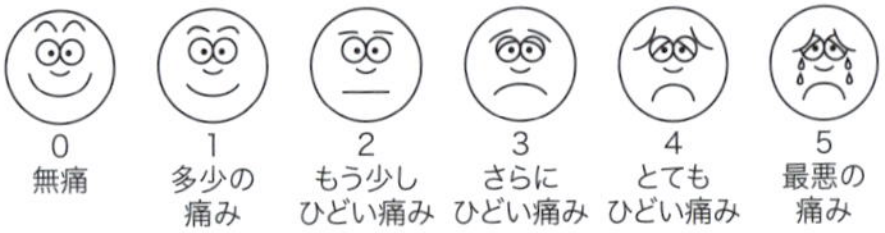
ケア中の患者の様子	●ボディランゲージ ▼表情 ▼筋緊張 ▼反射的な四肢の動き など ●非言語的合図 ▼活動性の変化 ▼しかめ面 ▼うめき声 ▼食欲不振 など

祖父江正代，石川眞一：特集 医師と看護師のための褥瘡の治し方QOLを向上させる褥瘡治療―疼痛を緩和する管理方法―．MB Derma 2011；180：64-71．を参考に作成

治療・ケア

治療の選択

- 創部の痛みを踏まえてドレッシング材、外用薬を選択する。
- 骨転移や腰椎圧迫骨折、慢性関節リウマチなど体位変換時に痛みを伴う場合は、臀部が沈みすぎる静止型マットレスは避け、**交換圧切替型エアマットレス**を選択する。
- とくに上層セルが細いタイプの**二層式あるいは三層式エアマットレス**は、セルの膨張と収縮の差が少なく、安定性もあるため適している[3]。

ドレッシング材

○ **シリコーンを用いたドレッシング材**

- 褥瘡保有者の87.5%がドレッシング材交換時に痛みを感じている[2]。
- 創面を適切な湿潤環境に保つことで、疼痛を緩和できる。
- 粘着剤にシリコーンを用いたものは、交換時の痛みを軽減できる。

外用薬

× **精製白糖・ポビドンヨード配合軟膏**
（ユーパスタ®軟膏）

- 基剤がマクロゴールであり、創部が乾燥し疼痛が誘導されることがある。

○ **スルファジアジン銀**
（ゲーベン®クリーム）

- 乾燥による疼痛が少ない。

POINT

- 褥瘡保有者がケアに不安を感じないよう、**信頼関係を築く**ことも重要である。
- 処置前や処置中に**説明**や**声かけ**を行ったり、日常的な苦痛の訴えを**傾聴**する。

疼痛マネジメントの原則に沿った治療・ケア

- 慢性疼痛の場合は痛みがあっても笑顔で話すこともできるため、精神的な要因が関与した痛みに結びつける傾向がある。患者の訴えを信じることが最も重要であり、これが疼痛緩和の第一歩となる[4]。
- 「つらさ」「痛み」を予防的にとるため、処置前に鎮痛薬を用いる。
- 本人の意思を尊重するが、「患者が拒否すれば処置を中止する」ということではない。医学的な視点でメリット・デメリットを伝えたうえで患者が拒否する場合は受け入れることも必要だが、それが真の意向か、背景にある問題を解決できないかアセスメントする。
- 身体の「つらさ」「痛み」は医学的な視点で取り除くことは不可能なのか、医療者として最大限できることを検討する。

症例 FRS 5の痛みのある褥瘡（仙骨部）

- 50歳代、女性。
- 病的骨突出部に褥瘡を発生し、創部処置以外にも痛みの訴えがあった。

介入時

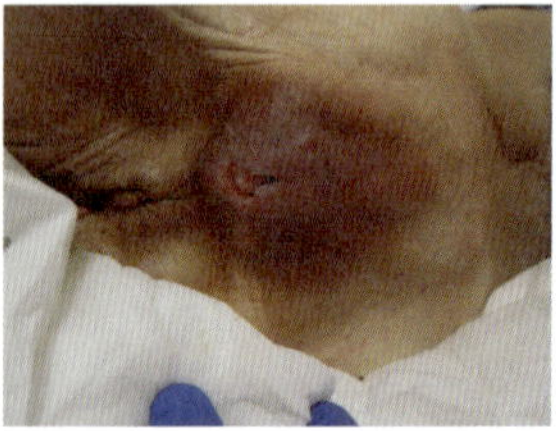

状態

- 侵害受容性疼痛（体性痛）あり。
- フェイススケール（FRS）5。

7日後：痛みへの対応

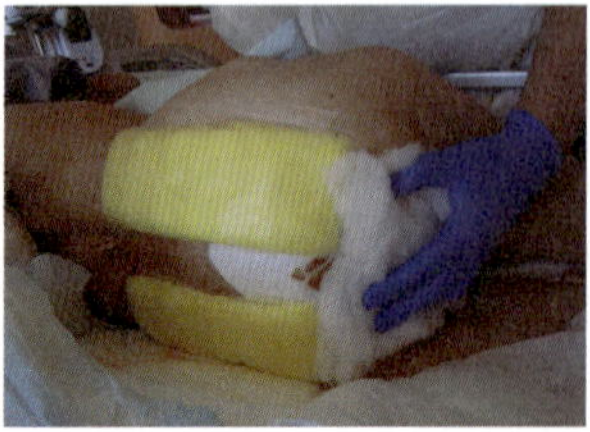

状態

- 30°側臥位を行ったが、痛みの緩和を得ることができなかった。
- アンダーラップテープを骨突出部と同じ高さになるように何層も重ねて貼付し痛みの緩和を試みた（**写真**）。

治療・ケア

鎮痛薬の使用	●体性痛はオピオイドより**非ステロイド性抗炎症薬（NSAIDs）**が効果を得られることが多い。 ●疼痛がある場合は、NSAIDsあるいはアセトアミノフェンから開始する。
痛みを緩和できるドレッシング材の選択	●**軟膏**と**非固着性ドレッシング材**（デルマエイド®）を用い、**ポリウレタンフィルム**で固定した。 ●ガーゼは創部に固着して、交換時に強い疼痛が生じるため使用は好ましくない。 ●ドレッシング材は創周囲皮膚の損傷を防ぐうえでも、皮膚を押さえて**愛護的に剥離**する。
創洗浄	●疼痛が強いときは、**不必要に擦らず**洗い流す。 ●洗浄液は**体温程度**まで温めたほうが疼痛緩和につながる。
体位の工夫	●可能な限り**褥瘡が支持面に接触しない体位**にする。 ●30°を超えるファーラー位、90°側臥位、半座位などは圧迫が強くなるため避ける。

〈p.109～112・引用文献〉
1. Szor JK, Bourguignon C：Description of pressure ulcer pain at rest and at dressing change. *J Wound Ostomy Continence Nurs* 1999；26(3)：115-120.
2. Dallam L, Smyth C, Jackson BS, et.al.：Pressure ulcer pain：assessment and quantification. *J Wound Ostomy Continence Nurs* 1995：22(5)：211-218.
3. 祖父江正代：特集「つらくない」「痛くない」褥瘡ケア．実践とナースの役割 体圧分散ケア．ナーシング・トゥデイ 2013；28(4)：24-28.
4. 祖父江正代，石川眞一：特集 医師と看護師のための褥瘡の治し方．QOLを向上させる褥瘡治療―疼痛を緩和する管理方法―．MB Derma 2011；180：64-71.

〈Part2・参考文献〉
■褥瘡の治療・ケアの基本
1. 溝上祐子 編．褥瘡・創傷のドレッシング材・外用薬の選び方と使い方．照林社，東京，2018：9-17.
2. 田中秀子 監修．最新 創傷管理・スキンケア用品の上手な選び方・使い方 第4版．日本看護協会出版会，東京，2019：70-81.
3. 溝上祐子 編．褥瘡・創傷のドレッシング材・外用薬の選び方と使い方 第2版．照林社，東京，2021：16-23，29-37，97-103.
4. 日本褥瘡学会 編：褥瘡ガイドブック 第3版．照林社，東京，2023：54-57，58-101.
5. Murphy C, Atkin L, Swanson T, et al.：International consensus document. Defying hard-to-heal wounds with an early antibiofilm intervention strategy：wound hygiene. *J Wound Care* 2020；29(Suppl 3b)：S9.（日本語訳）市岡滋，真田弘美，館正弘，他：早期の抗バイオフィルム介入戦略で難治性創傷を克服する：Wound hygiene／創傷衛生．コンバテック ジャパン，東京，2020.

■急性期の治療・ケア
1. 日本褥瘡学会 編：褥瘡ガイドブック 第3版．照林社，東京，2023：59.
2. 日本褥瘡学会 編：褥瘡ガイドブック 第2版．照林社，東京，2015：173-176.

■慢性期の治療・ケア
1. 溝上祐子 編：褥瘡・創傷のドレッシング材・外用薬の選び方と使い方 第2版．照林社，東京，2021：68-87.
2. 日本褥瘡学会 編：褥瘡ガイドブック 第3版．照林社，東京，2023：23-28，54-101.
3. 日本褥瘡学会 編：褥瘡予防・管理ガイドライン 第5版．照林社，東京，2022.
4. 日本創傷・オストミー・失禁管理学会 編：スキンケアガイドブック．照林社，東京，2017：10-30，89-92，202-217.
5. 松原康美：創傷管理ナースポケットマニュアル―褥瘡・MDRPU・IAD・スキン-テア．医学書院，東京，2019.

■局所の状態別の治療・ケア
1. 宮地良樹，溝上祐子 編：エキスパートナース・ガイド 褥瘡治療・ケアトータルガイド．照林社，東京，2009：190-196，264-267.
2. 溝上祐子 編．褥瘡・創傷のドレッシング材・外用薬の選び方と使い方 第2版．照林社，東京，2021：8-14，97-103.
3. 日本褥瘡学会 編：褥瘡ガイドブック 第3版．照林社，東京，2023：58-101，106-107.
4. 日本褥瘡学会 編：褥瘡ガイドブック 第2版．照林社，東京，2015：61.
5. 館正弘 監修．褥瘡治療・ケアの「こんなときどうする？」．照林社，東京，2015：128-132.

治療困難例での治療・ケア
1. 館正弘 監修. 褥瘡治療・ケアの「こんなときどうする?」. 照林社, 東京, 2015:153-158.
2. 田中秀子 監修. 創傷管理・スキンケア用品の上手な選び方・使い方 第4版. 日本看護協会出版会, 東京, 2019:70-81.
3. 溝上裕子 編. 褥瘡・創傷のドレッシング材・外用薬の選び方と使い方 第2版. 照林社, 東京, 2021:111-116, 138-143.
4. Murphy C, Atkin L, Swanson T, et al. :International consensus document. Defying hard-to-heal wounds with an early antibiofilm intervention strategy: wound hygiene. *J Wound Care* 2020;29(Suppl 3b):S1-28. (日本語訳)市岡滋, 真田弘美, 館正弘, 他:早期の抗バイオフィルム介入戦略で難治性創傷を克服する:Wound hygiene/創傷衛生. コンバテック ジャパン, 東京, 2020.
5. 日本褥瘡学会 編:褥瘡ガイドブック 第2版. 照林社, 東京, 2015:232, 241.
6. 日本褥瘡学会 編:褥瘡ガイドブック 第3版. 照林社, 東京, 2023:87, 158-159, 245-246, 248.
7. 日本褥瘡学会 編:褥瘡予防・管理ガイドライン 第5版. 照林社, 東京, 2022:30-31.

PART

3

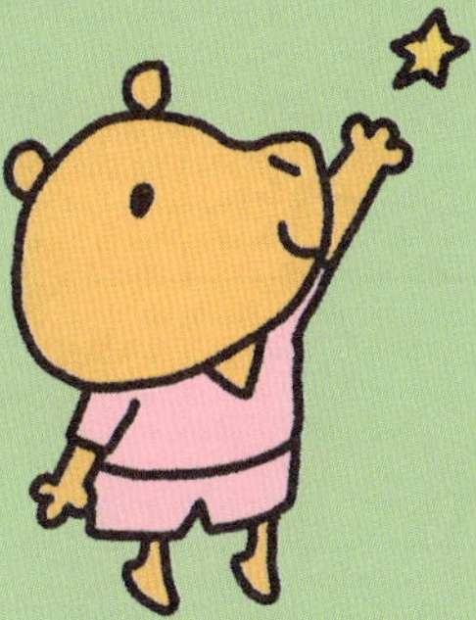

褥瘡の予防

褥瘡の好発部位

褥瘡好発部位の観察

- 対象の日常生活動作から得手体位を確認し、**1日1回**は好発部位の皮膚の観察を行う。
- 皮膚の観察は**発赤があるか否か**を見きわめ、退色しない発赤は褥瘡と判断する。

褥瘡の好発部位

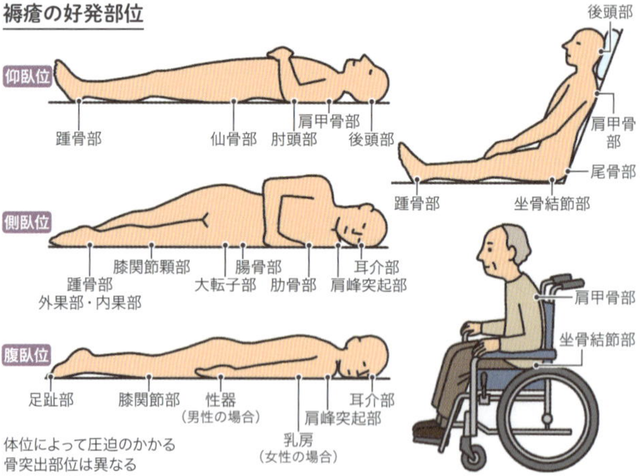

体位によって圧迫のかかる
骨突出部位は異なる

日本褥瘡学会 編：在宅褥瘡テキストブック．照林社，東京，2020：35．より引用

発赤の判定方法

- **退色しない発赤**は褥瘡と判断する。
- 暗赤色の発赤（⇨）は重症化するリスクがあり要注意。

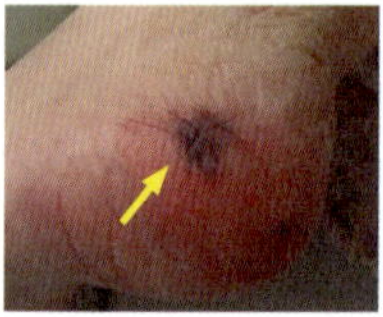

褥瘡のリスクアセスメント

褥瘡ハイリスク患者とは

- 現在、褥瘡対策は入院基本料の施設基準に組み込まれ、入院患者のスクリーニングを行い予防・管理を実施することが必須である。
- 褥瘡ハイリスク患者ケア加算では、**褥瘡予防・管理が難しく重点的な褥瘡ケアが必要な患者**をハイリスク患者という。
- 医療・介護の場においても褥瘡発生を予防するためにハイリスク患者であるか否かのリスクアセスメントを行い、結果に応じた予防ケアを実施することが重要である。
- ハイリスク患者をリスクアセスメントするためのスケールには質的評価と量的評価ができるものがある。その種類と評価項目の詳細は次項で述べる。

褥瘡ハイリスク患者ケア加算におけるハイリスク項目

[留意事項]

褥瘡予防・管理が難しく重点的な褥瘡ケアが必要な患者とは、ベッド上安静であって、次に掲げるものをいう。

ア　ショック状態のもの
イ　重度の末梢循環不全のもの
ウ　麻薬等の鎮痛・鎮静剤の持続的な使用が必要であるもの
エ　6時間以上の全身麻酔下による手術を受けたもの
オ　特殊体位による手術を受けたもの
カ　強度の下痢が続く状態であるもの
キ　極度の皮膚の脆弱(低出生体重児、GVHD、黄疸等)であるもの
ク　皮膚に密着させる医療関連機器の長期かつ持続的な使用が必要であるもの
ケ　褥瘡に関する危険因子(病的骨突出、皮膚湿潤、浮腫等)があって既に褥瘡を有するもの

褥瘡のリスクアセスメント・スケールの種類と評価項目

	外力							湿潤	栄養
	知覚の認知	活動性	可動性	摩擦とずれ	骨突出	浮腫	関節拘縮		
1. 質的に評価									
厚生労働省危険因子評価票		○	○	○	○		○	○	○
2. 量的に評価									
1)ブレーデンスケール	○	○	○	○				○	○
2) K式スケール		○	○	○	○			○	○
3) OHスケール			○		○	○	○		

西澤知江，真田弘美：リスクアセスメントってなに?．宮地良樹，真田弘美 編著，現場の疑問に答える褥瘡診療Q&A．中外医学社，東京，2008：37.より一部改変して転載

褥瘡のリスクアセスメントスケール①

厚生労働省褥瘡危険因子評価票

使用方法

評価項目は？	●日常生活自立度(➡p.154)と危険因子の7項目を評価する。
評価の対象は？	●日常生活自立度がB1～C2の状態にある患者。
評価のポイントは？	●数量化するスケールとは異なり、「あり」もしくは「できない」の項目に1つでも該当した場合は、褥瘡発生の危険性があると判断し、看護計画を立案し、褥瘡予防・ケアを実施する。

厚生労働省褥瘡危険因子評価票

	日常生活自立度　J(1，2)　A(1，2)　B(1，2)　C(1，2)		
危険因子の評価	●基本的動作能力(ベッド上　自力体位変換)	できる	できない
	(イス上　坐位姿勢の保持、除圧)	できる	できない
	●病的骨突出	なし	あり
	●関節拘縮	なし	あり
	●栄養状態低下	なし	あり
	●皮膚湿潤(多汗、尿失禁、便失禁)	なし	あり
	●浮腫(局所以外の部位)	なし	あり

[記載上の注意]

1　日常生活自立度の判定に当たっては「『障害老人の日常生活自立度(寝たきり度)判定基準』の活用について」(平成3年11月18日　厚生省大臣官房老人保健福祉部長通知　老健第102-2号)を参照のこと。

2　日常生活自立度がJ1～A2である患者については、当該評価表の作成を要しないものであること。

厚生労働省：別紙3　褥瘡に関する危険因子評価票．より引用
https://www.mhlw.go.jp/topics/2008/03/dl/tp0305-1i_0002.pdf(2024.9．13アクセス)

褥瘡のリスクアセスメントスケール②

ブレーデンスケール

使用方法

いつスケールを使用する？	●患者が入院してから24～48時間以内のとき。 ●1日のほとんどをベッド上で過ごすようになったとき。 ●活動性ないし可動性が2点以下になったとき。
どのくらいの頻度で評価する？	●急性期：**48時間**ごと。　●慢性期：**1週間**ごと。 ●高齢者：最初の4週間は毎週、以降は3か月に1回。 ●患者状態に変化があったときは随時行う。

採点のコツ

知覚の認知	●「意識レベル」と「皮膚の感覚」のうち、得点が**低いほう**で採点。
湿潤	●**おむつは寝衣・寝具に含める。**
活動性	●「歩行できないが車椅子を使用している」場合は3点。
可動性	●看護者や介助者により行われる体位変更は評価しない。
栄養状態	●**1週間**の状態を**主となる経路**（経口・経腸栄養など）で採点。
摩擦とずれ	●姿勢を直す場合、「看護者などが1人で行う」場合は1点、「2人で行う」場合は2点。

評価と項目に応じたケア介入

●危険点となった場合には、**点数の低い項目**に対して褥瘡発生要因を改善するよう**多職種で介入を検討する**。

評価
●合計6～23点。
●点数が**低い**ほど褥瘡発生のリスクが高い。

危険点
●病院：**14点以下**
●施設や在宅：**17点以下**
→**9点以下**は非常に高いリスク

点数が低い項目とケア介入

知覚の認知　**活動性**　**可動性**
→**圧迫をコントロール**する介入を行う。
●体圧分散用具　●体位変換
●ポジショニングなどを見直し

湿潤　**摩擦とずれ**
→**組織耐久性**が低下しないよう介入を行う。
●スキンケアの見直し

栄養
→チームで栄養状態の改善に取り組む。

ブレーデンスケール

患者氏名：	評価者氏名：	
知覚の認知 圧迫による不快感に対して適切に反応できる能力	**1. 全く知覚なし** 痛みに対する反応(うめく、避ける、つかむ等)なし。この反応は、意識レベルの低下や鎮静による。 あるいは、体のおおよそ全体にわたり痛覚の障害がある。	**2. 重度の障害あり** 痛みにのみ反応する。不快感を伝えるときには、うめくことや身の置き場なく動くことしかできない。 あるいは、知覚障害があり、体の1/2以上にわたり痛みや不快感の感じ方が完全ではない。
湿潤 皮膚が湿潤にさらされる程度	**1. 常に湿っている** 皮膚は汗や尿などのために、ほとんどいつも湿っている。患者を移動したり、体位変換するごとに湿気が認められる。	**2. たいてい湿っている** 皮膚はいつもではないが、しばしば湿っている。各勤務時間中に少なくとも1回は寝衣寝具を交換しなければならない。
活動性 行動の範囲	**1. 臥床** 寝たきりの状態である。	**2. 座位可能** ほとんど、または全く歩けない。自力で体重を支えられなかったり、椅子や車椅子に座るときは、介助が必要であったりする。
可動性 体位を変えたり整えたりできる能力	**1. 全く体動なし** 介助なしでは、体幹または四肢を少しも動かさない。	**2. 非常に限られる** 時々体幹または四肢を少し動かす。しかし、しばしば自力で動かしたり、または有効な(圧迫を除去するような)体動はしない。
栄養状態 普段の食事摂取状況	**1. 不良** 決して全量摂取しない。めったに出された食事の1/3以上を食べない。蛋白質・乳製品は1日2皿(カップ)分以下の摂取である。水分摂取が不足している。消化態栄養剤(半消化態、経腸栄養剤)の補充はない。 あるいは、絶食であったり、透明な流動食(お茶、ジュース等)なら摂取したりする。または、末梢点滴を5日間以上続けている。	**2. やや不良** めったに全量摂取しない。普段は出された食事の約1/2しか食べない。蛋白質・乳製品は1日3皿(カップ)分の摂取である。時々消化態栄養剤(半消化態、経腸栄養剤)を摂取することもある。 あるいは、流動食や経管栄養を受けているが、その量は1日必要摂取量以下である。
摩擦とずれ	**1. 問題あり** 移動のためには、中等度から最大限の介助を要する。シーツでこすれず体を動かすことは不可能である。しばしば床上や椅子の上でずり落ち、全面介助で何度も元の位置に戻すことが必要となる。痙攣、拘縮、振戦は持続的に摩擦を引き起こす。	**2. 潜在的に問題あり** 弱々しく動く。または最小限の介助が必要である。移動時皮膚は、ある程度シーツや椅子、抑制帯、補助具等にこすれている可能性がある。たいがいの時間は、椅子や床上で比較的よい体位を保つことができる。

		評価年月日				
	3. 軽度の障害あり 呼びかけに反応する。しかし、不快感や体位変換のニードを伝えることが、いつもできるとは限らない。あるいは、いくぶん知覚障害があり、四肢の1、2本において痛みや不快感の感じ方が完全ではない部位がある。	4. 障害なし 呼びかけに反応する。知覚欠損はなく、痛みや不快感を訴えることができる。				
	3. 時々湿っている 皮膚は時々湿っている。定期的な交換以外に、1日1回程度、寝衣寝具を追加して交換する必要がある。	4. めったに湿っていない 皮膚は通常乾燥している。定期的に寝衣寝具を交換すればよい。				
	3. 時々歩行可能 介助の有無にかかわらず、日中時々歩くが、非常に短い距離に限られる。各勤務時間中にほとんどの時間を床上で過ごす。	4. 歩行可能 起きている間は少なくとも1日2回は部屋の外を歩く。そして少なくとも2時間に1回は室内を歩く。				
	3. やや限られる 少しの動きではあるが、しばしば自力で体幹または四肢を動かす。	4. 自由に体動する 介助なしで頻回にかつ適切な(体位を変えるような)体動をする。				
	3. 良好 たいていは1日3回以上食事をし、1食につき半分以上は食べる。蛋白質・乳製品を1日4皿(カップ)分摂取する。時々食事を拒否することもあるが、勧めれば通常補食する。 あるいは、栄養的におおよそ整った経管栄養や高カロリー輸液を受けている。	4. 非常に良好 毎食おおよそ食べる。通常は蛋白質・乳製品を1日4皿(カップ)分以上摂取する。時々間食(おやつ)を食べる。補食する必要はない。				
	3. 問題なし 自力で椅子や床上を動き、移動中十分に体を支える筋力を備えている。いつでも、椅子や床上でよい体位を保つことができる。					
		Total Score				

(North West Community Hospital.IL.U.S.A.)

褥瘡のリスクアセスメントスケール③
OHスケール

使用方法

評価の対象は？	● OHスケールは評価項目が少なく、**寝たきりの高齢者**に使用するとよい。
いつスケールを使用する？	● 障害高齢者の日常生活自立度が**B**ないし**C**の判定になったとき。
どのくらいの頻度で評価する？	● 急性期病院 ▶褥瘡初期：2週間ごと。 ▶安定期：1回/1～2か月。 ● 長期療養型：1回/1～2か月。 ● 患者状態に変化があったときは随時行う。
評価の見かたは？	● **4項目の合計点数**から褥瘡発生率、治癒期間が予測できる。 ● レベルに合わせて**体圧分散マットレス**が選択できる。

OHスケール（大浦・堀田スケール）

危険要因		点数
自力体位変換能力	できる	0
	どちらでもない	1.5
	できない	3
病的骨突出	なし	0
	軽度・中等度	1.5
	高度	3
浮腫	なし	0
	あり	3
関節拘縮	なし	0
	あり	1

危険度から予測される褥瘡発症確率・平均治癒期間

危険度	褥瘡発症確率	平均治癒期間
軽度レベル（1～3点）	約25%以下	40日
中等度レベル（4～6点）	約26～65%	57日
高度レベル（7～10点）	約66%以上	173日

大浦武彦：褥瘡治療Update―リハビリテーションとの関係―. リハビリテーション医学 2005：42(12)：864. を元に作成

評価方法

自力体位変換能力

- 完全に「できる」「できない」以外は「どちらでもない」で判定する。

病的骨突出

- 判定器を使用して判定する。

〈なし：0点〉　〈軽度・中等度：1.5点〉　〈高度：3点〉

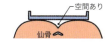

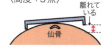

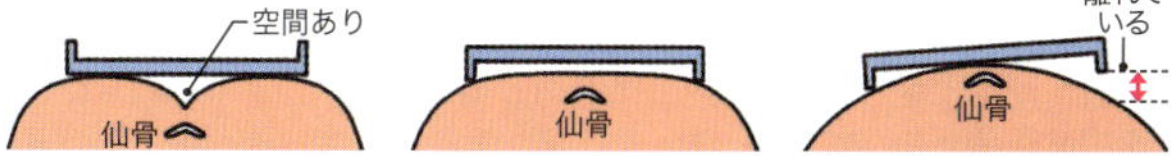

浮腫

- 指で5秒間押して、へこみが残れば浮腫「あり」と判定する。

〈上肢の浮腫(ドレッシング材・包帯の圧迫跡を認める)〉

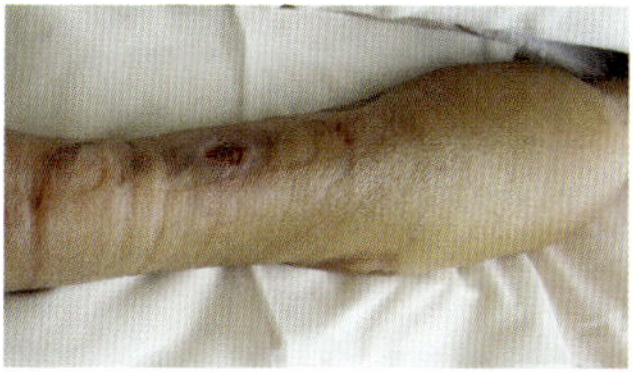

関節拘縮

- 関節の動きが少しでも悪いところがあれば「あり」と判定する。

〈四肢の拘縮〉

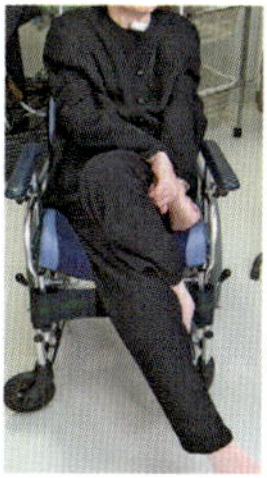

OHスケールの合計点に基づくマットレス選択めやす

合計点数	褥瘡発生の危険度	マットレスのめやす
0点	——	布団、ベッドマットレス
1～3点	軽度	体圧分散式マットレス（静止型、厚さ8～10cm未満）
4～6点	中等度	体圧分散式マットレス（静止型、厚さ10cm以上）上敷き型エアマットレスなど
7～10点	高度	体圧分散式マットレス（静止型、厚さ10cm以上）コンピュータ制御エアマットレスなど

介護力が低い場合は一段上げる

大浦武彦，堀田由浩著：OHスケールによる褥瘡予防・治療・ケアーエビデンスのあるマットレス・福祉用具の選び方．中央法規出版，東京，2013：29-30，33-34．を元に作成

褥瘡のリスクアセスメントスケール④

K式スケール

K式スケール

使用方法

いつスケールを使用する？	● 日常生活自立度が低下し、**寝たきりの状態**になったとき。
どのくらいの頻度で評価する？	● 前段階要因：**1か月**ごと。 ● 引き金要因：**1週間**ごと。 ● 患者状態に変化があったときは随時行う。

評価方法

前段階要因の評価

評価項目
- 自力体位変換不可
- 骨突出
- 栄養状態が悪い

前段階要因が**1点以上あれば**、引き金要因を評価

引き金要因の評価

評価項目
- 体圧
- 湿潤
- ずれ

引き金要因が**1点以上**加わった場合、褥瘡発生の危険が高いと判断

※「前段階要因」「引き金要因」ともに、YES・NOの2択式で評価する。

在宅版K式スケール

● K 式スケールに「介護知識」と「栄養」の視点が加わったスケールである。

「在宅版K式スケール」で加わる評価項目

前段階要因に加わる項目

介護知識がない

- 評価は同居の家族に実施する。
- 以下について1つでも述べることができない場合は1点と判定する。
  ①除圧・減圧　②栄養改善
  ③皮膚の清潔保持

引き金要因に加わる項目

栄養

- 以下に当てはまる場合、1点とする。
  ▼1日3食を提供できない。
  ▼食事のバランスに偏りがあるが、おやつや栄養補助食品などを提供できない。

K式スケール（金沢大学式褥瘡発生予測尺度）

No. ＿ 患者氏名 ＿＿＿＿＿ 記入日 ＿／＿／＿

前段階要因 YES 1点

日中（促さなければ）臥床・自立歩行不可

前段階スコア 点

自力体位変換不可 （　　）	骨突出 （　　）	栄養状態が悪い （　　）
●自分で体位変換できない ●体位変換の意思を伝えられない ●得手体位がある	●仙骨部体圧 40mmHg以上（仰臥位） 測定できない場合は ●骨突出（仙骨・尾骨・坐骨結節・大転子・腸骨稜）がある ●上肢・下肢の拘縮、円背がある	●まず測定Alb3.0g/dL↓ or TP6.0g/dL↓ Alb、TPが測定できない場合は ●腸骨突出 40mm以下 上記が測定できないときは ●浮腫・貧血 ●自分で食事を摂取しない ●必要カロリーを摂取していない（摂取経路は問わない）

引き金要因 YES 1点

引き金スコア 点

体圧	（　　）	●体位変換ケア不十分（血圧の低下80mmHg未満、抑制、痛み増強、安静指示等）の開始
湿潤	（　　）	●下痢便失禁の開始、尿道バルン抜去後の尿失禁の開始、発熱38.0℃以上などによる発汗（多汗）の開始
ずれ	（　　）	●ギャッチアップ座位などのADL拡大による摩擦とずれの増加の開始

3 リスクアセスメント ― K式スケール

予防ケア①

体圧分散マットレスの選択と使いかた

まずここをおさえよう！

- 体圧分散マットレスを正しく使用するためには、**種類**と**特徴**を理解する必要がある。
- 体圧分散マットレスは、患者のADLのレベル、寝心地、快適性、安全面を考慮して選択する。
- 体圧分散効果が発揮できるように、**定期的な点検と評価**が必要である。

なぜ必要？

- 体圧分散マットレスには、**圧再分配機能**がある。
- これは身体と体圧分散マットレスの接触面積に加わる圧を、3つの機能によって分配し、1点に加わる圧を低くするものである。

圧再分配のための3つの機能

1. 沈める
2. 包む
3. 経時的な接触面積の変化

圧再分配のイメージ

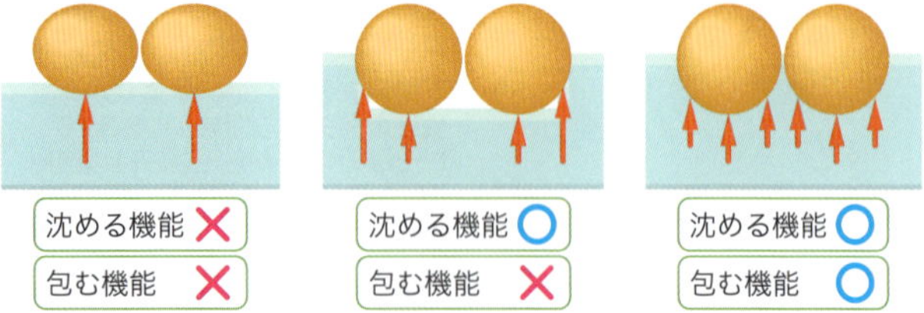

点で支えられた状態で接触部分に圧が集中

凹凸部において支持されない部分あり

接触面積が最大となり圧が分散

西澤知江，須釜淳子：圧力・ずれを防止する体圧分散用具の選択．市岡滋，須釜淳子 編．治りにくい創傷の治療とケア．照林社，東京，2011：79．を参考に作成

褥瘡予防における体圧分散マットレスの役割

褥瘡予防に必要な2つのこと

1 外力の大きさを減少させる

↑

静止型体圧分散マットレス
「沈める」「包む」機能で骨突出部の圧力を低減する

2 外力の持続時間を短縮する

↑

圧切替型エアマットレス
「経時的に接触部位を変える」ことで、接触時間を低減する

体圧分散マットレスの使用は、入院基本料の算定要件に含まれており、褥瘡対策の体制を整えるためにも重要です

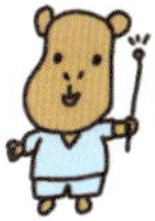

種類と特徴は?

使用方法からみた分類

上敷きマットレス	● 標準マットレスの上に重ねて使用する。
交換マットレス	● ベッドフレームの上に直接置いて使用する。

代表的な素材の分類と特徴

エア(空気)	● 筒状のセル内を空気で膨張させる(エアセル)。 ● 空気の量により個々に応じた体圧分散が可能となるが、安定性が得られにくい。
ウレタンフォーム	● ポリウレタンに発泡剤を入れている。 ● 弾性(復元力)の異なるフォームを重ねたものもある。 ● フォームの反発力により体圧分散の効果が異なる。
ゲル	● 液体のような凝集状態でありながら、弾性の特性をもっているもの。
ハイブリッド型	● 上記のエア、ウレタンフォーム、ゲルなどの複数の素材を組み合わせたマットレス。

体圧分散機能による分類と特徴

静止型マットレス	●圧再分配としての「沈める」「包む」機能により、身体がマットレスに沈み込み、接触面積を増やすことで接触圧を低減する。 ●マットレスの厚みや素材により、沈み込み(反発力)の程度が異なる。
圧切替型マットレス	●圧再分配の「沈める」「包む」機能に、「経時的な接触面積の変化」の機能が加わったものである。 ●接触部位を一定時間ごとに変えることで、同一部位にかかる圧を減少させる。

体圧分散マットレスの特殊機能

●ADLのレベル、ずれ軽減などに加え、以下のような特殊機能が備わったものもある。

マイクロクライメット(皮膚局所の温度・湿度)対応	●外力(圧迫、ずれ、摩擦)に影響を与えるマイクロクライメットを管理できる交換圧切替型エアマットレス。 ●マットレス内のファンモーターにより、マットレス表面の温度と湿度を調整することで、皮膚への湿潤リスクを軽減する。
自動体位変換機能	●在宅療養患者の褥瘡予防、介護者の負担軽減を図る目的で開発されたマットレス。 **体位変換機能** ●身体を傾け圧が加わる部分を移動させる。 **スモールチェンジ機能** ●15分ごとに骨盤を中心に対角線上の小さな体位変換を繰り返す。
体圧自動調整・体動監視機能	●マットレス内のセンサーにより、臥床時の圧分散状態や体動を視覚的に見ることができる。

p.127～128の表は、祖父江正代，高木良重，酒井透江，他：体圧分散マットレスの種類と特徴．日本褥瘡学会 編．褥瘡ガイドブック 第3版．照林社，東京，2023：208-212．を参考に作成

どう選択する?

- 以下のような観点から選択する。
- 患者の ADL のレベル、**寝心地**、**快適性**、**安全面**にも配慮し、**患者・家族と相談をしながら選択する**ことも重要である。

自力体位変換能力 骨突出の状態	●これらを観察したあと、体圧分散マットレスの素材を選択する。 ▼ウレタンフォームマットレス ▼エアマットレス
頭側挙上の角度・頻度	●これらにより、厚みのある体圧分散マットレスを選択する。
皮膚湿潤の有無	●皮膚湿潤のある患者には、マイクロクライメット対応マットレスの使用を検討する。
療養場所	●在宅療養患者の場合、自動体位変換機能付きマットレスの使用を検討する。

管理方法は?

正しく作動しているか点検する	●**勤務ごとに**、使用している体圧分散マットレスが**正常に作動しているか**、確認をする。 ●電源が必要となるエアマットレスを使用する場合、設定どおりに正しく作動しているか確認する(➡p.130・**表**)。
マットレスを清掃する	●使用後は、体圧分散マットレスに**体液や排泄物の付着がないか**観察を行う。 ●感染対策や衛生面の観点より、**アルコール含有の布**などで清拭する。
マットレスの状態を確認する	●ウレタンフォームマットレスの場合、長期間使用に伴う劣化(へたり)が生じる。 ●定期的に**マットレスの劣化**と**体圧分散効果**を評価する。 ●形状、硬さに異常はないか、底付きはないかを**触れて確認**する。

圧切替型エアマットレスにおける確認事項

電源が入っているか	●プラグの接続 ●電源ランプ点滅の有無
送気チューブの状態	●エア抜き栓がはまっているか ●チューブの閉塞や屈曲の有無
設定内容	●設定画面（体重、セルの動き、体位変換設定 など）

祖父江正代，高木良重，酒井透江，他：体圧分散マットレス整備のポイント．日本褥瘡学会 編．褥瘡ガイドブック 第3版．照林社，東京，2023：231．より引用

MEMO

予防ケア②

体圧分散クッションの選択と使いかた

まずここをおさえよう!

- ポジショニングとは、体圧分散クッションなどを用いて、**圧再分配**を図ることである。
- 体圧分散クッションは、**素材**、**大きさ**、**形状**などの要素があり、特性を理解して使用する。
- 定期的に**体圧分散クッションの劣化**と**体圧分散効果**を評価する。

なぜ必要?

- 体圧分散クッションは、ポジショニングで姿勢を保持(サポート)するために使用する体圧分散用具の１つである。
- サポートのしかたによって、姿勢(体位)の安定性、快適性、圧分散効果に影響を及ぼす。

ポジショニングが必要な患者

1 自力で体位を変えることができない患者

褥瘡の予防のためには、体圧分散クッションを用いて接触面積を広げ、圧を分散させるポジショニングが重要となる。

2 身体とマットレスとの間に隙間が生じる患者

- 関節部の可動性に制限がある
- るい痩が著明
- 骨突出がある　など

体圧分散クッションを挿入し、圧再分配を図る。

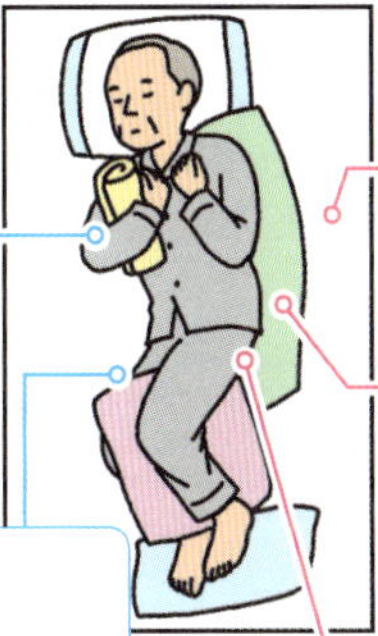

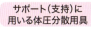

サポート(支持)に用いる体圧分散用具

1 身体全体

体圧分散マットレス

(商品例は➡p.174〜176)

2 上肢・下肢・体幹など身体各部

体圧分散クッション

(商品例は➡p.177)

3 座面

車椅子クッション

(商品例は➡p.178)

種類と特徴は?

- 体圧分散クッションは多くの種類がある（「巻末資料③」参照）。
- **素材**、**大きさ**、**形状**などの要素がある。

どう選択する?

- 体圧分散クッションの種類や特徴、サポートに及ぼす影響を理解する（**表**）。
- クッションの素材・大きさ・形状は、サポートする部位・患者の体格・可動域の程度に合わせて、**どの程度、どのようにサポートするのか**をアセスメントし、選択する。
- 素材により柔らかさが異なり、接触部位の体圧に影響を与える。

体圧分散クッションがサポートに及ぼす影響

面積 ●クッションの大きさ ●クッションの長さ	●面積が小さいと十分な支持は得られない。 ●支持面積が広いほうが安定性も高く、分散性、保持力にすぐれている。 ●長さがサポートする部位より短ければ、安定性は得られず、圧迫など外力が加わる可能性がある。
厚み	●薄いと圧迫を回避するために浮かせることが困難となる。 ●厚いと浮かせる高さも大きくなるが、別の部位に圧迫などの外力が生じる可能性がある（荷重移動）。
形状	●形状は身体に沿いやすいと支持（保持）がしやすく、圧迫やずれを生じにくくする。
素材 ●柔軟性 ●通気性 ●肌触り	●柔軟性がある素材は、支持力や保持力を高め、皮膚や軟部組織への刺激を緩和する。 ●硬く柔軟性に欠ける場合は、肌触りが悪く、皮膚や軟部組織への刺激が強くなり、皮膚への圧迫やずれが生じる。 ●通気性の悪い素材は熱がこもりやすく、発汗しやすくなり皮膚の湿潤（浸軟）の原因となる。
重量	●軽いほうがよい。 ●重いと安定性は高いが、サポートする際や運ぶときの負担がある。また、乾燥や洗浄、消毒に手間がかかる。
個数	●個数が多いとサポート箇所が増えるため、サポートに時間を要す。 ●個数が多くなると、再現性、統一したサポートを行いにくくする。

北出貴則：サポート（身体支持）実施時に知っておきたい知識．田中マキ子，北出貴則，永吉恭子 編．トータルケアをめざす 褥瘡予防のためのポジショニング．照林社，東京，2018：28．を元に作成

体圧分散クッションを用いたポジショニング

変更前

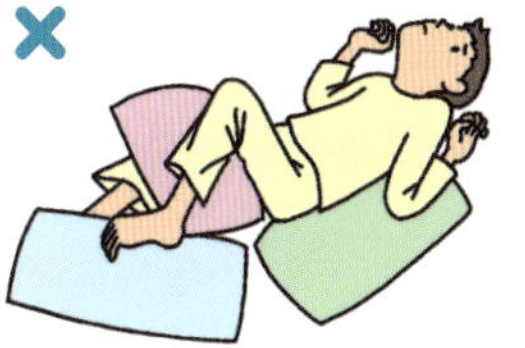

- 側弯と四肢の拘縮が認められた。
- クッションは、背部と左右の下肢が重なる部位に挿入されていた。

変更後

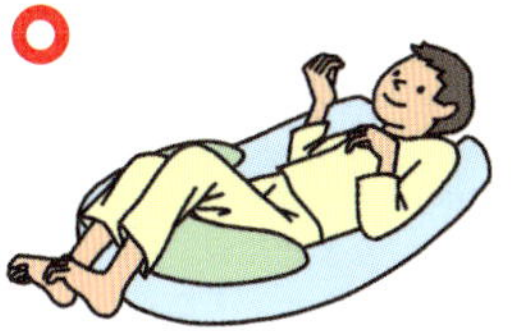

- 身体とベッドとの間に隙間がないように、**肩〜下肢に向けて**スネークミニクッションをU字に挿入し、ブーメラン型クッションで**両下肢をサポート**した。
- ポジショニング後、児に笑顔がみられた。

管理方法は?

圧の管理

- ポジショニング施行後は、**簡易体圧計**を用いて、圧の管理ができているかを確認する。

クッションの点検

- 褥瘡管理の担当者は、施設内にある体圧分散クッションの**保有数**、クッションの**素材**・**大きさ**・**形状**などを定期的に確認する。
- 定期的に**クッションの劣化**と**体圧分散効果**を評価する。
  - ▼クッションの素材によっては、洗濯や乾燥などの影響で、劣化が早いものもある。

使用・管理のルールの作成

- 施設内スタッフと相談をしながら、**マニュアルの作成**などを検討する。
  - ▼患者の特殊性、使用部位に合わせた標準的なクッションの選択のポイント　など
- 体圧分散クッションが清潔に、安全に使用できるように、**管理のルール**を作成する。
  - ▼洗濯方法　▼廃棄の基準　など

予防ケア③

体位変換とポジショニング：臥位

まずここをおさえよう！

- 体位変換とポジショニングは、自力で体位変換ができない患者への褥瘡予防ケアである。
- 実施の際には、**背上げ・膝上げ軸の位置**を確認する。
- 施行後は、圧迫部位を確認し、**圧抜き**と**衣服圧の解消**(着衣のしわ取り)を行う。

ここを観察

- 体位により、身体の**支持面積**や**圧迫部位**、**姿勢の安定性**は異なってくる。
- 変更する体位の特徴や時間などを考慮しながら、体圧分散マットレスの使用、体位変換・ポジショニングのケアを計画する。

体位変換とポジショニングを行う際に必要なアセスメント

①患者の状態	●**自力体位変換能力**、**活動性**、**可動性**の状態を把握する。
②禁忌な体位の有無	●禁忌な体位がある場合は、その体位を除いた体位変換を検討する。
③病的骨突出の有無 ④関節拘縮、麻痺の有無 ⑤円背の有無 ⑥浮腫の有無	●病的骨突出は、1点に圧力が集中しやすい。 ●円背や関節拘縮をきたしている場合、拘縮による可動域制限により、一部位に圧力が集中したり、関節や骨同士が圧迫して褥瘡が発生しやすい。 ●浮腫や骨突出、円背、関節拘縮など**身体の特徴的な形態を評価**し、体位変換やポジショニングを検討する。
⑦体位を変えるケアに影響を及ぼす要素	●**痛み**、**呼吸状態**、**精神的状態**、**好みの体位の有無**などを考慮する。
⑧皮膚の状態	●体位変換時には、圧迫されていた骨突出部や高圧部位の**観察**をする。 ●皮膚を観察後、発赤などの症状が認められた場合は、同一体位の時間を短くする。

体位変換とポジショニングの手順（仰臥位、背上げ0°）

手順1 **ベッドの背上げ・膝上げ軸の位置**を確認する。

手順2 **大転子**とベッドの背上げ軸を合わせる。

● 大転子は背上げ軸位置の指標となるため、大転子部をベッドの背上げ軸位置に合わせる。

→ 寝位置や姿勢アライメントの位置を確認

実施前の確認

背上げ軸位置の確認

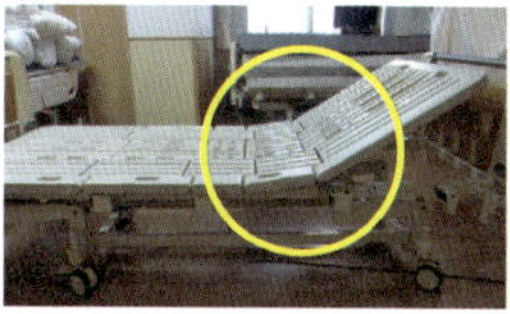

膝上げ軸位置の確認

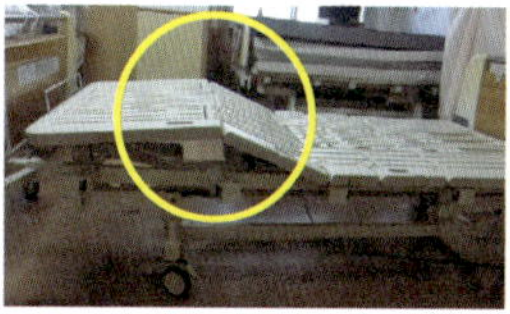

手順3 **足底**を体圧分散クッションで支える。

手順4 **坐骨から踵まで**の広い支持面を体圧分散クッションを用いて支える。

● 腓骨や踵に圧迫が加わらないようにする。

手順5 **上肢全体**をクッションで支える。

● 安楽と安定性を高める。

→ 上肢、下肢、足底のサポートを実施

手順6 ポジショニング施行後は、圧迫部位を確認し**圧抜き**、**衣服圧の解消**（着衣のしわ取り）を行う。

背上げ0°のサポート（手順3 ～ 6）

側面

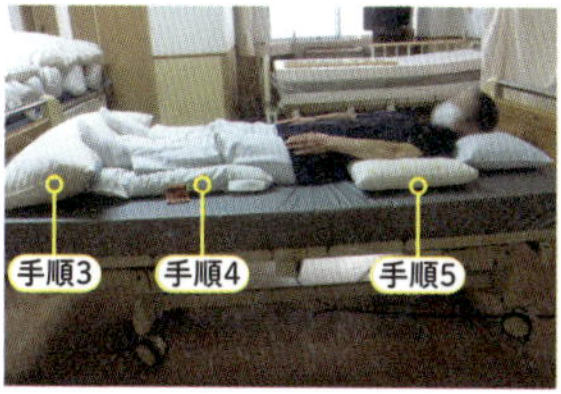

前面

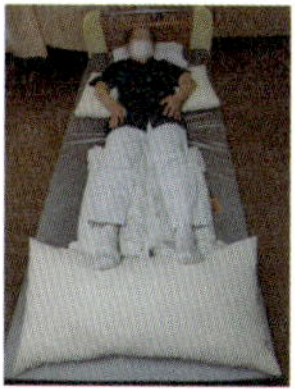

衣服圧の解消

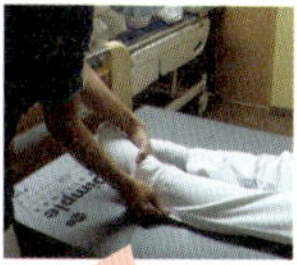

着衣の端をつまんで皺をのばす

体位変換とポジショニングの手順(半側臥位への体位変換)

半側臥位のサポート

前面

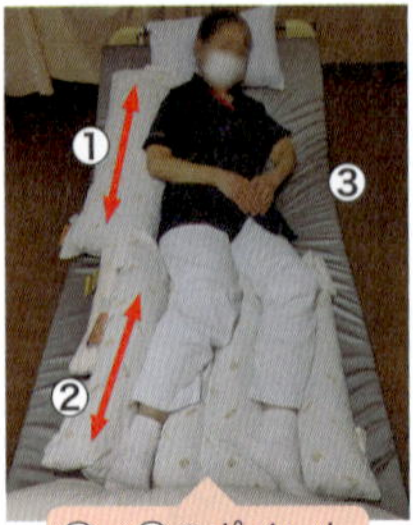

①〜③のポイントは下表参照

手順1 クッションを選択する。

- クッションの素材や厚み、形状は、患者に合わせて選択する。

手順2 **頭部、背部、臀部、下肢の順**にクッションを用いてサポートを行う(**写真**)。

手順3 ポジショニング施行後は、圧迫部位を確認し、**圧抜き**、**衣服圧の解消**(着衣のしわ取り)を行う。

側面

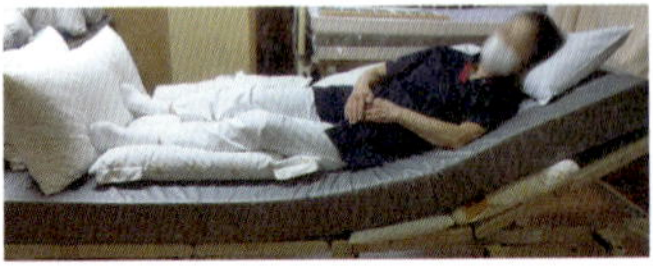

半側臥位のポジショニングのポイント

<table>
<tr><td>①肩甲骨から臀部まで直接的にサポートする</td><td>●仙骨部の圧迫軽減と背部のねじれを防ぐために、肩甲骨から臀部まで直接的にサポートする。
●直接的なサポートでなく、一部にのみクッションを挿入した場合は下表のようになる。
<table><tr><td>背部のみ</td><td>●仙骨部の圧迫が回避・軽減できない。</td></tr><tr><td>骨盤部や臀部のみ</td><td>●仙骨部の圧迫は回避できるが、背部にねじれを生じてしまう。</td></tr></table></td></tr>
<tr><td>②下腿全体をサポートする</td><td>●両下肢全体の安定性が得られ、体圧分散効果も得られる。</td></tr>
<tr><td>③崩れやすい部分をサポートする</td><td>●半側臥位は、反対側に身体が崩れる傾向がある。
●患者の姿勢を確認しながら、上半身の安定性を図るために、マットレスの下にクッションを挿入する間接法なども取り入れる(➡p.138・「間接法」参照)。</td></tr>
</table>

POINT

- 仰臥位は、身体の後面に荷重が加わり、とくに仙骨部、背部、踵部の圧が高い。
- 一方、側臥位は身体の側面に荷重が加わり、とくに下側の肩、胸郭、腸骨稜部、大転子部の圧が高い。
- 半側臥位に体位変換をすることで、臀筋での接触面積を増やし、体重を分散させることができる。

スモールチェンジ

スモールチェンジとは

- スモールチェンジとは、身体の一部を移動させることで血液循環への変化を起こす方法といわれている。
- 以下の 3 つの方法がある[1]。
  ①置きなおし
  ②自重圧の開放(圧抜き)
  ③間接法
- **患者の状態**と、**ケア実施者の負担の軽減**を考慮しながら取り入れていくとよい。

スモールチェンジの方法

置きなおし

- 頭の位置を変えたり、上肢や下肢などを持ち上げ、**少しだけ位置を変える**ことで自重圧を開放する。
- 違和感や苦痛の軽減が期待できる。

置きなおしのポイント

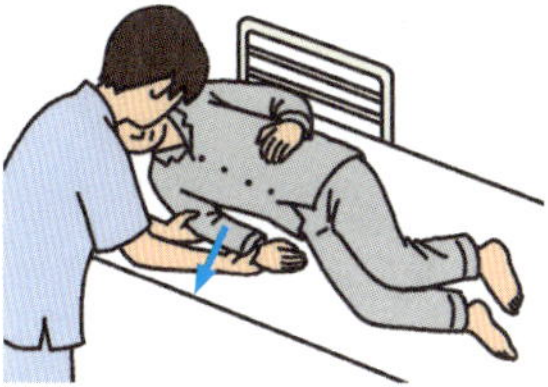

- 関節可動域・方向などを考慮して置きなおす。
- 関節の付け根まで浮かして持ち上げる。

圧抜き

- **外力軽減**と**マイクロクライメット管理**を目的とする。
- 身体とマットレスを一時的に離し、マットレスの接触している部分の圧迫やこもった熱を軽減・解消させる。

介助グローブを用いた圧抜き

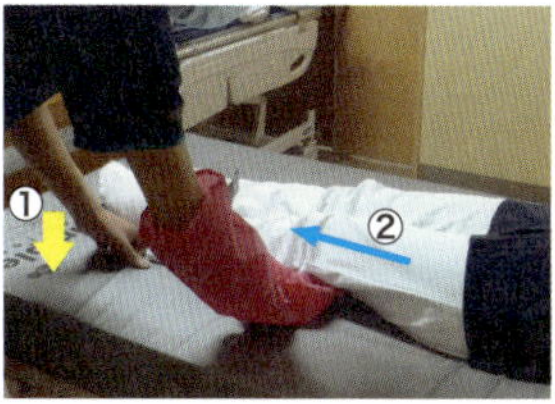

- 床方面にマットレスを押しながら手掌を挿入する(①)。
- 身体表面を軽く、ゆっくりとなでるように施行する(②)。

間接法（間接的サポート）

- 間接法（間接的サポート）とは、ベッド上での生活や車椅子などにおける姿勢保持や活動支援の１つである。
- 体圧分散マットレスで臥床している患者に軽度の体位変換をしたいときに、**マットレスの下**に体圧分散クッションなどを置き、**臥床面に勾配をつける**ことで、重心移動を起こさせることである。
- 流動性の高いマットレスやクッションなどの特性を生かしつつ、体位の保持と安定性を図ることができる。

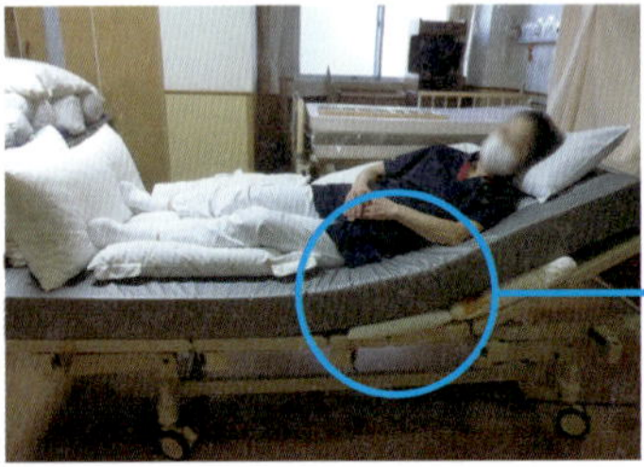

マットレスの下から面で持ち上げることを意識して小さなクッションなどを挿入する

スモールチェンジが可能な物品

- スモールチェンジを可能にする、**自動体位変換機能付き体圧分散マットレス**もある（「巻末資料③」参照）。
- 介護力の確保が困難な在宅療養患者、がん終末期患者で体位変換により痛みが増強する患者などに用いる。

商品の例

スモールチェンジ® ラグーナ®
（株式会社ケープ）

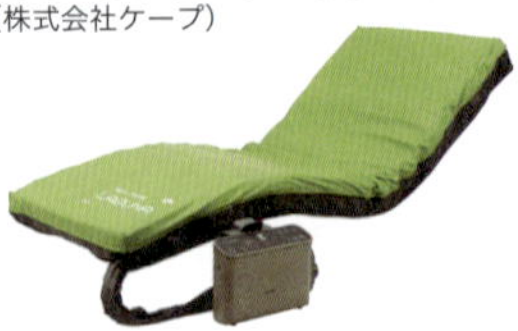

〈引用文献〉
1．木下幸子，田中マキ子，帯刀朋代：スモールチェンジの考え方・行い方．日本褥瘡学会 編．褥瘡ガイドブック 第3版．照林社，東京，2023：192-193．

予防ケア④

体位変換とポジショニング：座位

まずここをおさえよう！

- ベッド上で頭側挙上・頭側を下げる際には、**仙骨部**、**尾骨部**、**踵部**に大きな圧力とずれ力が生じる。
- 頭側挙上は、ベッドの**背上げ軸**と**大転子部**の位置を合わせ、**下肢も挙上**する。
- 「頭側挙上」「頭側を下げる」「体位変換」時には、**背抜き**を行い、ずれ力を解放する。

ベッド上座位により起こる褥瘡

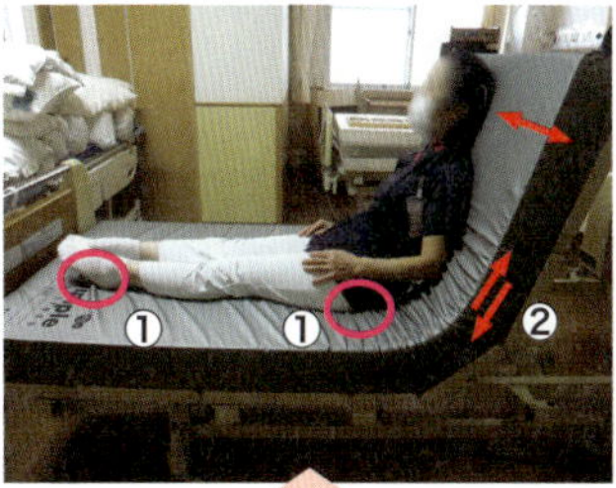

褥瘡発生のリスク軽減には、体圧分散マットレスやクッションの選択、体位変換とポジショニングが重要となる

①頭側挙上・頭側を下げるときに、仙骨部、尾骨部、踵部に大きな圧力とずれ力が生じる。

↓

圧迫やずれを繰り返すことで、**ポケットが形成される**ことがある。

②ベッドと皮膚との間に、ずれ力と圧力がはたらく。
- 体内では骨に付着した組織が引き伸ばされる。
- 毛細血管も引き伸ばされたりねじれたりする。

↓

血行が阻害され、**深部組織が損傷**し褥瘡が発生する。

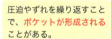

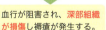

ここを観察

- 観察事項は「体位変換とポジショニング：臥位」を参照(➡ p.134)。
- 以下のよい例・悪い例を参考に、正しいポジショニングを行う。

悪い例

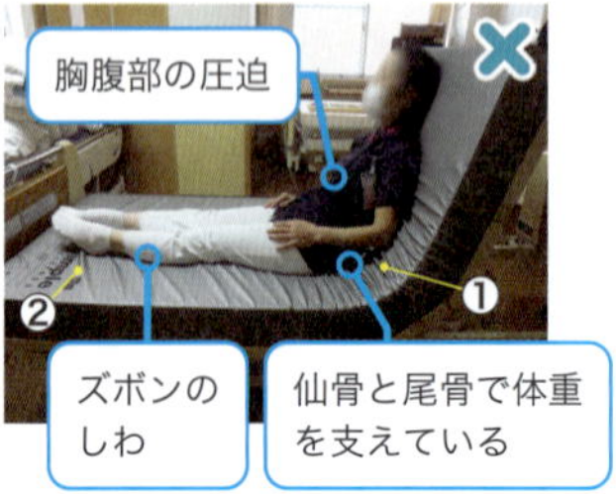

よい例

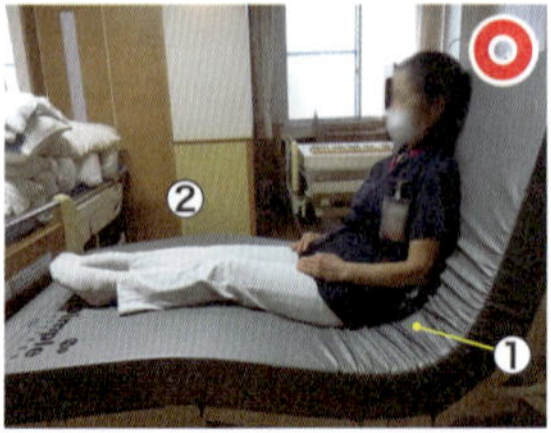

〈改善が必要な点〉

① ベッドの背上げ軸と大転子部の位置が確認できていない。

〈改善後〉

① ベッドの背上げ軸と大転子部の位置を合わせた。

- ベッドの背上げ軸と身体の屈曲部位が合っていないと、仙骨部、尾骨部、踵部にずれが発生し、褥瘡発生のリスクが高くなる。
- ベッド上座位時に滑り座りになり、胸腹部が圧迫され呼吸や嚥下機能にも悪影響を及ぼす。

② ベッドの下肢を挙上していないため、ずれが発生している。

② 下肢を挙上後、頭側を挙上している。

- ベッドの下肢を挙上していない場合は、仙骨部と尾骨部で体重を支えている状態である。
- 下肢を挙上することで、体重を大腿部の広い面で支えることができ、尾骨部の圧迫やずれを軽減することができる。

体位変換とポジショニングの実際

手順1 ベッドの**背上げ・膝上げ軸の位置**を確認する。

手順2 ベッドの背上げ軸と**大転子部**を合わせる。

手順3 膝上げを行い、必要時はクッションで調整する(**図**)。
- ベッドの膝上げ軸と膝関節の位置が異なるとずれが生じやすくなる。

クッションでの調整

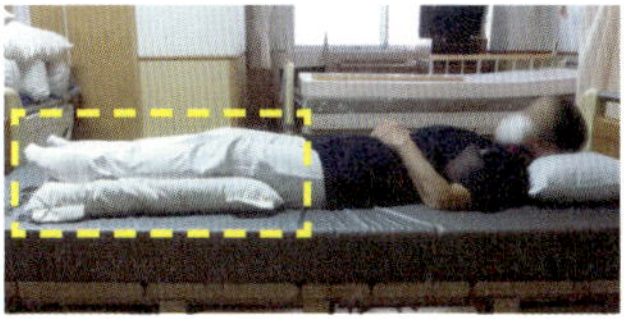

- ベッドの膝上げ軸と膝関節の位置が合わない場合はクッションで調整する。

手順4 **頭側を挙上**する。
- 膝上げをしたあと、軸位置を確認しながら少しずつ頭側を挙上する。

手順5 腹部に圧迫が加わらないように**膝下げ**を行う。

手順6 頭側挙上後は、圧迫部位を確認しながら**背抜き**(**左下図**)、**足抜き**(**右下図**)、**衣服圧の解消**(着衣のしわ取り)を行う。
- ポジショニング専用グローブを用いると、簡単に背面や臀部、下肢のずれ力を解放することができる。

背抜き

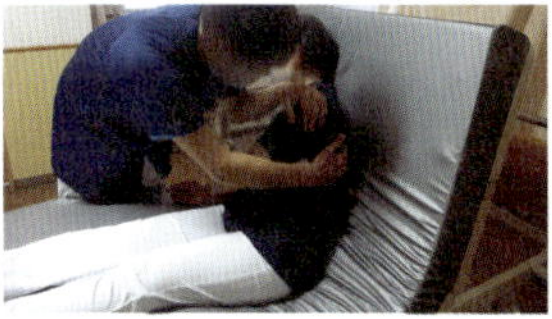

- 脊柱が完全に離れるように、体幹を回旋させてベッドから離す。

足抜き

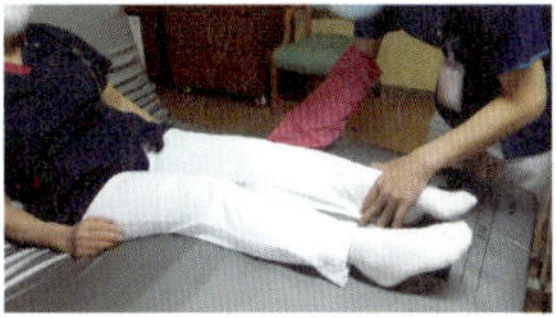

- 大腿部近位までベッドから離すように行う。

クッションを用いたポジショニング(ベッド上座位)

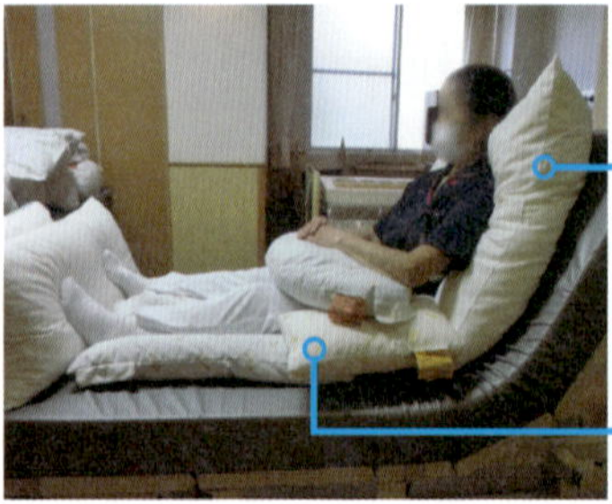

- 体幹を大きく支えるためには、**大きい正方形のクッション**や**スネーク型クッション**などを活用する。
- 隙間のないように背部や骨盤をサポートする。

- 上肢や足底へのサポートで**安楽・安定性**を高める。

POINT

- 患者の背部や骨盤と使用しているマットレスの素材や形状が合っていない場合、マットレスとの接触が不十分となり、体幹や骨盤が後傾・屈曲となる場合がある。
- 隙間のないように背部や骨盤をサポートし、上肢や足底へのサポートも行う。

圧迫部位の確認：簡易体圧測定器による体圧の確認

- 体圧とは、身体と床面(あるいは座面)との間に生じる圧のことをいう。
- ポジショニングを**行う前**に体圧(部分圧)測定をしておくと、**ポジショニング実施後と比較**することができる。

簡易体圧測定器を用いた仙骨部の体圧測定

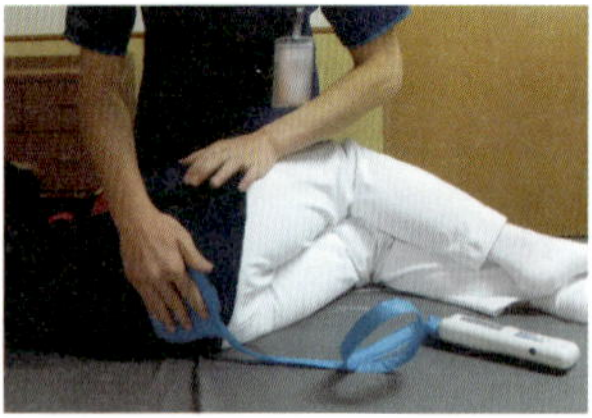

〈測定方法〉

- 仙骨の位置を確認し、体圧測定器のセンサーパッドを当てる。
- 仰臥位となり測定を開始する。

〈測定部位〉

- 仙骨部　● 大転子部
- 腸骨部　● 踵部　など

※褥瘡好発部位である骨突出部を測定する。

頭側挙上をとる患者の体圧分散マットレスの選択

- 呼吸困難がある患者の場合、**頭側挙上**し座位や半座位で過ごすことがある。
- 患者の状態を確認しながら、マットレスを有効に活用していく必要がある。
- 具体的な商品は、「巻末資料③」参照。

マットレス

○ 圧切替型多層式エアマットレス

- ベッドの頭側を挙上しても臀部の沈み込みや底付きを予防できる構造となっているため、褥瘡予防効果を期待できる。

△ ウレタンフォームマットレス

- 外力の大きさの低減は図れるが、接触部位を変えることができない。
- そのため、臀部が沈み込むことによって呼吸困難の緩和を妨げてしまう可能性もある。

MEMO

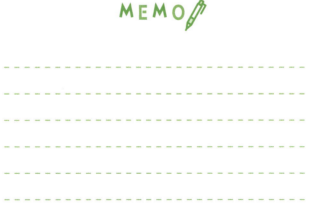

予防ケア⑤
保湿剤・保護剤の使いかた

まずここをおさえよう！

- ドライスキンでは、外界からの刺激やアレルゲンの侵入を防ぐバリア機能が破綻する。
- 失禁などで浸軟している皮膚は、**バリア機能が低下**し、化学的刺激・微生物の侵入や外的刺激に対する抵抗力が低下し皮膚障害が生じやすくなる。
- **予防的にスキンケアを行う**ことで、皮膚トラブルを回避できる。

潤いのある皮膚と乾燥している皮膚の違い

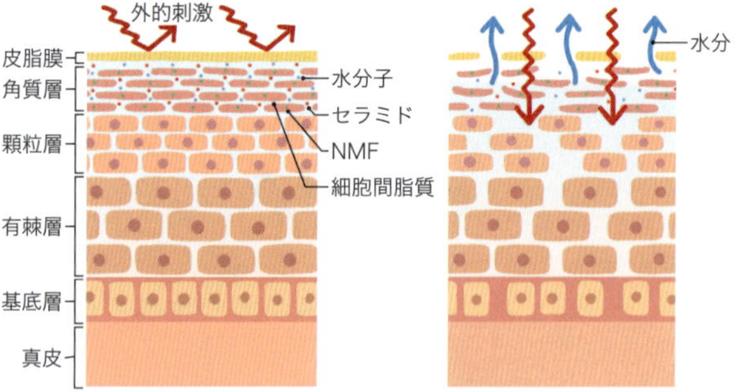

- 皮脂膜と角質層の細胞構造と、細胞間脂質のバリア機能で守られている。
- 細胞構造が崩れ、バリア機能が破綻する。

予防的スキンケアの基本

保清	保湿	保護

- 皮膚の状態をアセスメントして行うことが重要である。

長期間スキンケアができていない皮膚

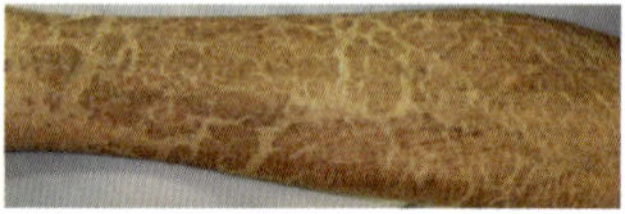

保湿剤とは

- 皮膚に適度な水分を保持させ、**乾燥や刺激から皮膚を守る**ものである。
- 保湿剤を使用する際は、**その商品の特長を理解する**ことが重要である。

保湿剤の種類

軟膏	皮膚を保護する力は強い。塗った部位のべたつきなどがある。
クリーム	軟膏と比べて、ベタつき、テカリが少ない。
ローション	べたつきが少ない。塗りやすい。
フォーム	泡タイプ。広範囲にすばやく塗ることが可能。

保湿剤の種類と特徴

種類・作用	成分	製品例
モイスチャライザー効果 作用：水と結合し、角質層に水分を供給する	尿素	●ウレパール®クリーム ●ケラチナミンコーワクリーム
	ヘパリン類似物質	●ヒルドイド®クリーム ●ヘパリン類似物質クリーム
	セラミド	●キュレル　ローション ●コラージュDメディパワー保湿ジェル
	ビタミンA	●ユベラ®軟膏 ●ザーネ®軟膏
エモリメント効果 作用：皮膚の表面を覆って水分の蒸発を防ぐ	ワセリン、プロペト	●白色ワセリン ●プロペト®
	天然オイル	●スクワラン ●ホホバオイル ●オリーブオイル

日本創傷・オストミー・失禁管理学会 編：スキンケアガイドブック．照林社，東京，2017：102．を元に作成

保湿剤の選択

- 製品によって剤形が異なるため、**使用する目的**、**使用部位**などから選択する（**下表**）。

継続的に使用できるもの	●自分の好みの保湿剤（基剤、香り） ●塗りやすい ●値段
使用部位に適したもの	●塗る範囲が狭い部位（手など）：軟膏、クリーム ●塗る範囲が広い部位（体幹、背中など）：ローション、フォーム
季節に適したもの	●夏：さっぱりしたもの（ローション、フォーム） ●冬：しっとりしたもの（軟膏、クリーム）

保湿剤の使用方法

自分で塗布できない部分は介助が必要

塗るタイミング

- **入浴後 10 分以内**をめやすに使用する。
- 入浴時以外でも **1 日 2 回以上**をめやすに使用する。

使用量

- 1FTU（**下図**）で**手のひら 2 枚分の面積**に塗布できる。

FTU（フィンガーチップユニット）

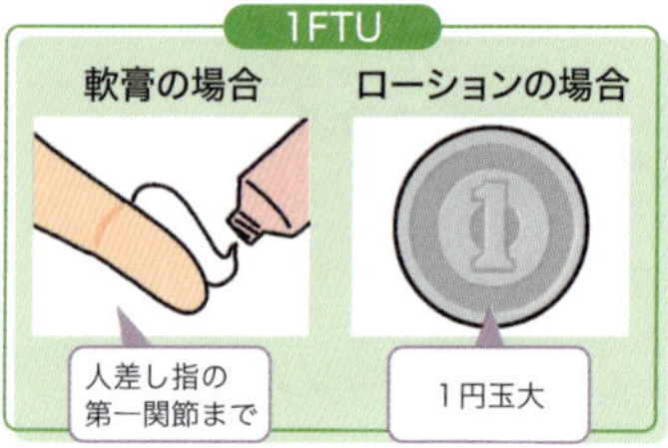

- **手のひら 2 枚分の面積**（体表面積の約 2%）に塗布できる。

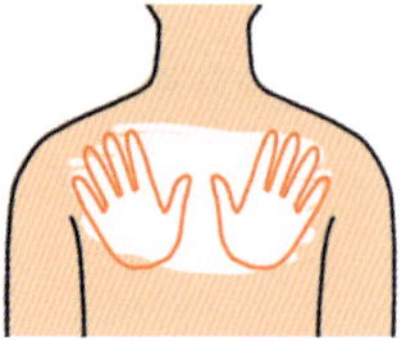

保護剤とは

- 保護剤は皮膚に被膜を作ることで、**外的刺激（排泄物など）から皮膚を守る**ものである。

● とくにIAD(失禁関連皮膚炎)予防において、洗浄と保護は重要なケアとなる。

保護剤の選択

● 保護剤を使用する際は、その商品の特長を理解することが重要である。
● 撥水機能を有するスキンケア製品を使用する。
● 使用する範囲、使いやすさ、皮膚の状態に応じて選択する。
● 非アルコール性のものはアルコール性のものと比べて、洗浄ですぐに落とすのが容易である。

保護剤の種類と選択

クリーム	● 保湿成分が配合されており、皮膚に塗りやすい。
オイル	● 撥水効果で皮膚を保護することができる。
スプレー	● 皮膚が脆弱であり、軟膏やクリームなどを塗布することが摩擦刺激になるときなどに選択する。

保護剤の使用方法

● 浸軟している皮膚に過度な摩擦を与えないよう注意する。

洗浄

● 保護剤を使用する前に、皮膚の洗浄を行う。
● 弱酸性の皮膚洗浄剤を使用し、できるだけ皮膚を擦らないようにする。
● 皮膚の水分は擦らずに押さえ拭きする。

塗布

● 尿・便が触れている部位、または触れる可能性がある部位に塗布する。
● 保護剤が硬くなっている場合は、柔らかくしてから塗布する。

生活面での工夫

● 冷暖房の使用時は、直接風にあたらないようにし、室内温度・湿度に注意する
● 入浴は、熱い湯、長湯は控える。

保湿剤・保護剤・被膜剤の例

保湿剤

ヒルドイド®クリーム
ヒルドイド®ローション
ヒルドイド®ソフト軟膏
（マルホ株式会社）

- ヘパリン類似物質

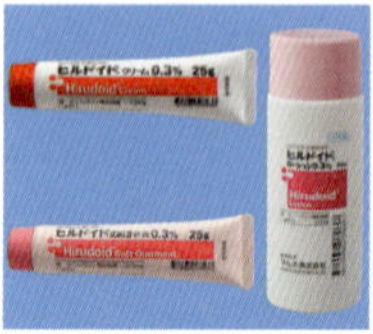

フィレール
カーミングモイスト
（株式会社フェース）

- 敏感肌用に開発
- 無添加で保湿効果が高く、角層のバリア機能を守る
- べとつかず、皮膚に浸透しやすい

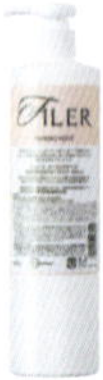

コラージュD
メディパワー保湿ジェル
（持田ヘルスケア株式会社）

- セラミド・皮脂・NMF（天然保湿因子）配合

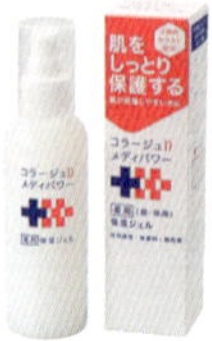

リモイス® me 保湿ローション
リモイス® me 保湿フォーム
（アルケア株式会社）

- セラミド配合
- ローション：乳液タイプ
- 保湿フォーム：泡タイプ

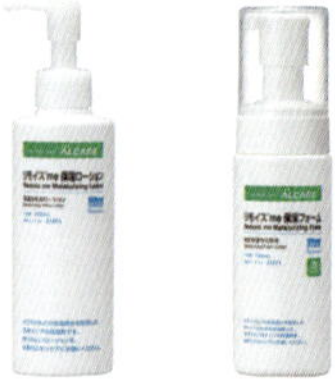

セキューラ® ML
セキューラ® DC
（スミス・アンド・ネフュー株式会社）

- ML：保湿が持続する親水性ローション
- DC：保湿が長く続く、撥水性保湿クリーム

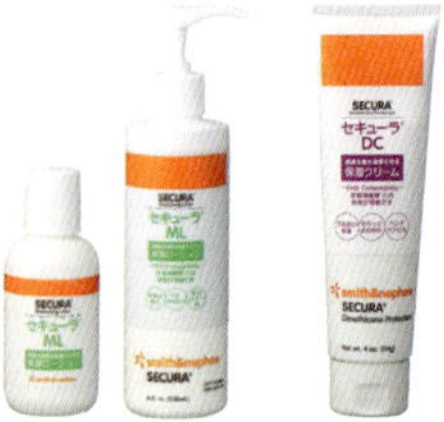

ベーテル®保湿ローション
（株式会社ベーテル・プラス）

- セラミド配合
- 少量でよくのび塗りやすい

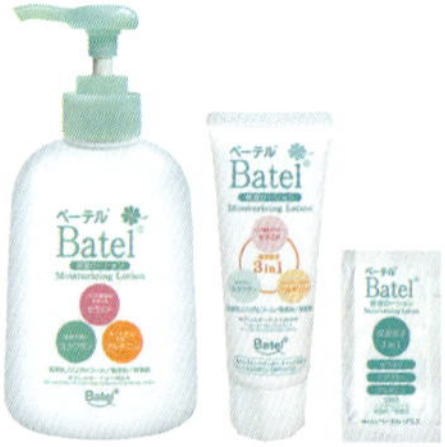

保護剤

3M™ キャビロン™ ポリマーコーティングクリーム
（画像提供：ソルベンタム合同会社）

- 保湿成分（グリセリン）配合
- 保護性・保湿性・耐久性がある
- クリーム乾燥後にテープ使用可能

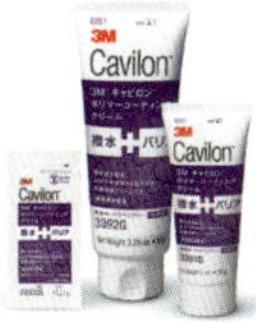

コラージュフルフル撥水保護クリーム
（持田ヘルスケア株式会社）

- セラミドなど4種（セラミド、ヒアルロン酸、グリセリン、ベタイン）の保湿剤配合
- 持続する撥水効果
- べとつかずサラサラ感あり

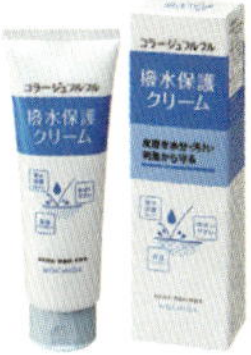

セキューラ® PO
（スミス・アンド・ネフュー株式会社）

- チョウジオイル・ワセリン含有
- 撥水·保湿効果がある

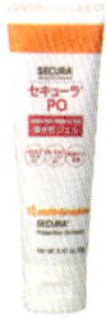

リモイス®バリア
（アルケア株式会社）

- ヒアルロン酸ナトリウム配合
- 撥水・保湿効果がある

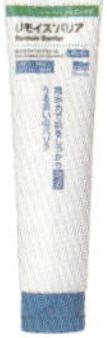

被膜剤

3M™ キャビロン™ 非アルコール性皮膜
（画像提供：ソルベンタム合同会社）

- 非アルコール性皮膜剤
- 尿・便などの刺激物、テープ・粘着剤の剥離刺激から保護する

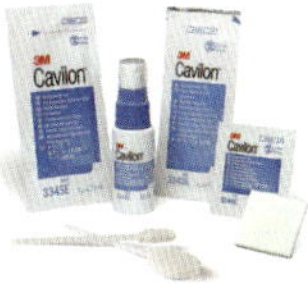

予防的スキンケア

- 脳梗塞で治療中の患者。JCS100。
- ドライスキン対策として、1 勤務 2 回は保湿を実施している。
- しかし、露出している皮膚は短時間で保湿効果が薄れてしまった。

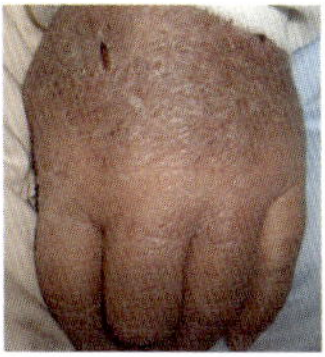

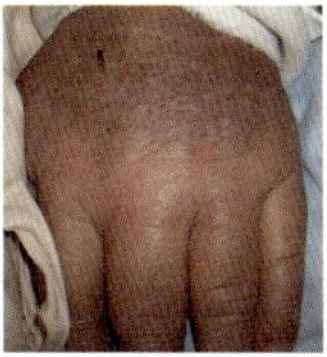

- **体位変換時**に上肢、下肢の露出している皮膚にスキンケアを実施した。
- 保湿剤は、塗布範囲が広く、保湿効果を持続させるため、**白色ワセリン**を使用した。

予防ケア⑥

失禁への対応

まずここをおさえよう！

- 「排泄物（尿または便あるいは両者）の付着により関連して生じる皮膚障害」を**失禁関連皮膚炎（IAD）**という。
- 失禁は褥瘡の危険因子にも入っている。浸軟した皮膚は摩擦・ずれで容易に褥瘡発生をきたしやすい。

失禁関連皮膚炎の予防と対応

予防のためのアセスメントとスキンケア

- 便失禁が持続する場合は、その**原因の治療**をしていくことが必要である。
- そのうえでブリストルスケールを使用して**排便の性状、回数、量などをアセスメント**して、適切なスキンケア、用具を検討する。

真菌の発生リスクがあるため

洗浄	●**おむつ使用時から**開始する。 ●石鹸を使用する場合は、**十分泡立てて**使用する。 ●亜鉛華軟膏はオイルなどを使用して**擦らずふき取る**ようにする。 ●おむつが長期になる場合は、ミコナゾール配合のものを選択する。
撥水・保護	●皮膚への排泄物の付着を予防する。 ●**排泄物が付着しているところ**に塗布または散布する。
排泄物の回収	●尿による汚染を予防するために、**失禁量にあったパッド**の使用や**コンドーム型収尿器**などを検討する。 ●便失禁に対しては、泥状便・水様便が続く場合は、**便失禁用のパット**や**ポリエステル繊維綿**を使用し、排泄物の付着を最小にする。 ●持続する場合はストーマ用装具や排便管理システムの使用も検討する。

発生時の対応

- ストーマ用粉状皮膚保護剤を散布し、亜鉛華軟膏を塗布する。

軟膏・保護剤の塗布

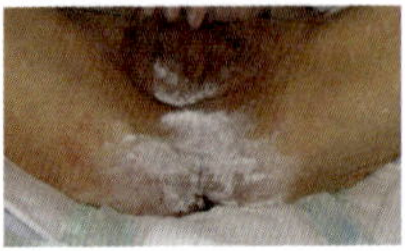

- 排泄物が出た場合、やさしくふき取ってから、ミルフィーユ状に厚めに重ねて塗布する。

洗浄剤

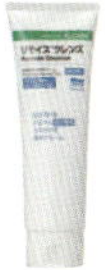

リモイス®
クレンズ
（アルケア株式会社）

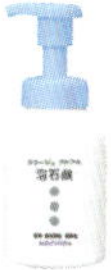

コラージュフルフル
泡石鹸
（持田ヘルスケア株式会社）

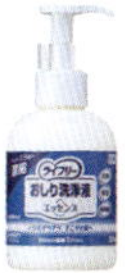

ライフリー おしり
洗浄液エッセンス
（ユニ・チャーム株式会社）

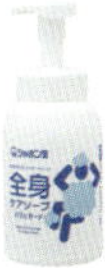

全身ケアソープ
バブルガード
（シャボン玉石けん株式会社）

撥水・保護剤

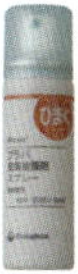

ブラバ 皮膚被
膜剤スプレー
（コロプラスト
株式会社）

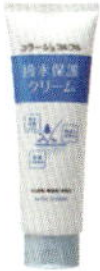

コラージュフルフル
撥水保護クリーム
（持田ヘルスケア株式
会社）

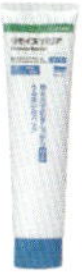

リモイス®バリア
（アルケア株式会社）

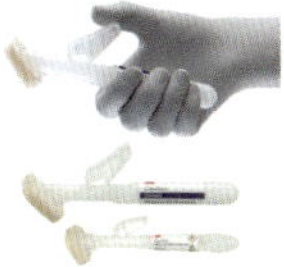

3M™ キャビロン™
接着性耐久被膜剤
（画像提供：ソルベンタ
ム合同会社）

排泄物の回収

ストーマ装具

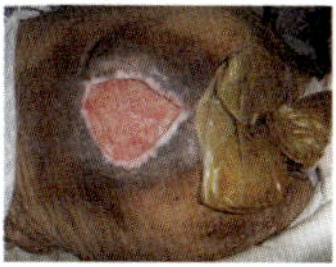

肛門から3～4cm程度カットして、カットした周囲に練状ペーストを貼付しストーマ用装具を装着した。

排便管理システム

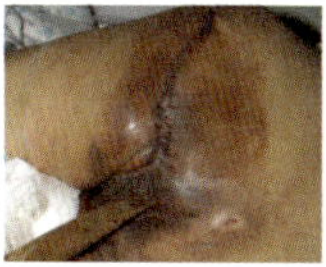

水様便による便汚染を予防する目的で便の収容可能な器具。

コンドーム型収尿器

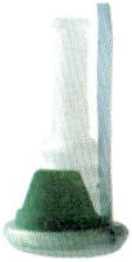

コンビーンセキュアー
コンドーム型収尿器
（コロプラスト株式会社）

排泄物の付着を最小にする

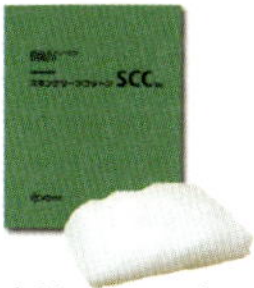

スキンクリーンコットンSCC
（株式会社光洋）

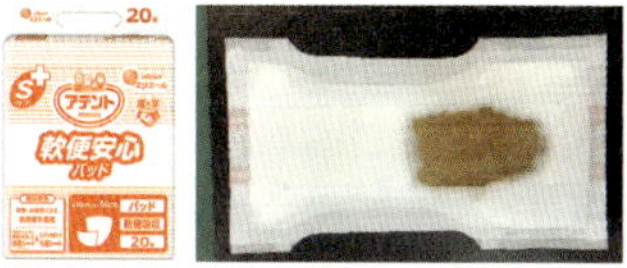

アテント Sケア 軟便安心パッド
（大王製紙株式会社）

予防ケア⑦
浮腫への対応

まずここをおさえよう!

- 浮腫は細胞外液、とくに組織間液が増加している状態をいう。
- 浮腫が起こると、皮膚の菲薄化、体液の貯留などから皮膚や組織耐久性は低下し、軽微な外的刺激で損傷しやすくなる。**褥瘡ハイリスク**の状態である。
- **皮膚の清潔**を保持し、損傷を予防する。

ここを観察

浮腫の程度

- 指で押すとその部位が陥凹して圧痕が残る場合(**写真**)と圧痕が残らずにすぐ回復する場合がある。

浮腫の評価方法

- 母指または示指で、5秒程度圧迫する。
- 圧迫解除後の圧痕の深さと、元に戻るまでの時間を計測する。

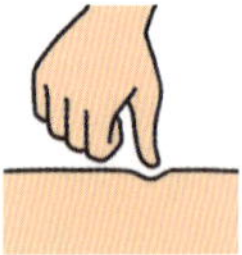

	圧痕の深さ	元の皮膚の状態に戻るまでの時間
1+	2mm	すぐ
2+	4mm	10～15秒
3+	6mm	1分以上
4+	8mm	2～5分

全身浮腫(圧痕あり)

- 体位変換する際の介助者の手による外的刺激に注意する

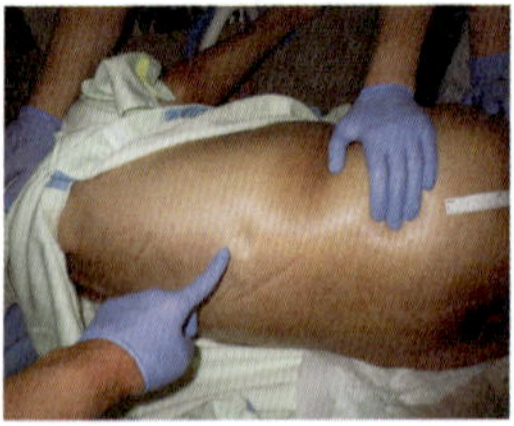

圧迫、摩擦やずれ

- **圧迫**、**摩擦**や**ずれ**は回避できているか観察する。

組織耐久性をさらに低下させる要因

- **蒸れ**、**温度**、**湿度**は排除できているか観察する。

ケアの留意点

ケアに介入するすべての人が、脆弱皮膚のケアをするという共通認識をもつ

皮膚を清潔にする

保清

- 拭くときは強く擦らず、**やさしく押さえ拭き**をする。

損傷を予防する

体位変換

- **2名以上**で体位変換やポジショニングを行う。
- **同一体位を取らず**、下肢の挙上も行う。

下肢全体を浮かせる

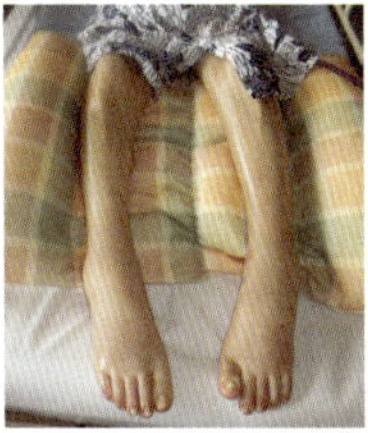

保温

- **保温**を促す。一方で低温やけどにも注意し、カイロなどを皮膚に直接当てないようにする。

衣服などによる圧迫の予防

- 衣服や寝具類などの**しわによる圧迫**を避け、**爪は短く**する。

同一体位で生じた
エアマットレスのセルでの圧痕

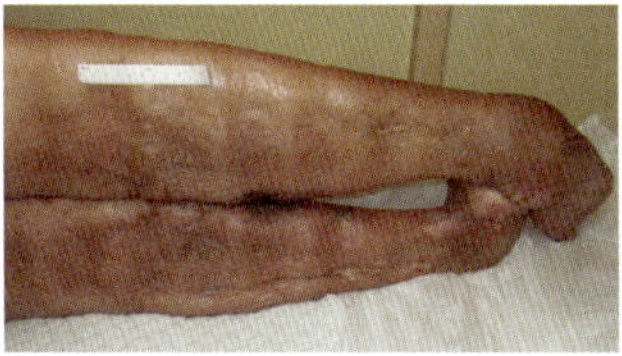

四肢の支えかた

- 四肢は**下から支える**ようにやさしく持ち上げる。

やさしく四肢を支える

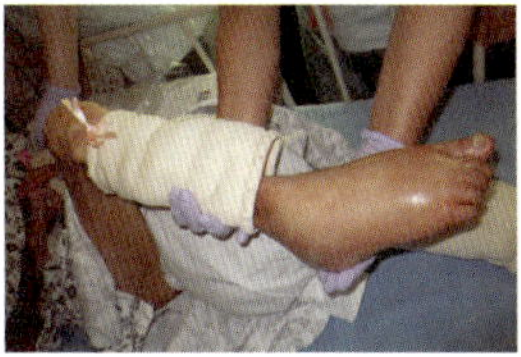

皮膚を保護する

保湿

- 皮膚の乾燥を予防するため、しっかり**保湿**する。
- 皮膚同士の密着や摩擦を予防するために、**滑りのよいオイル**などを塗布してコーティングする場合もある(**写真**)。
- **撥水クリーム**を塗布して、浸軟による組織耐久性低下を予防する。

脆弱皮膚の間擦部保護

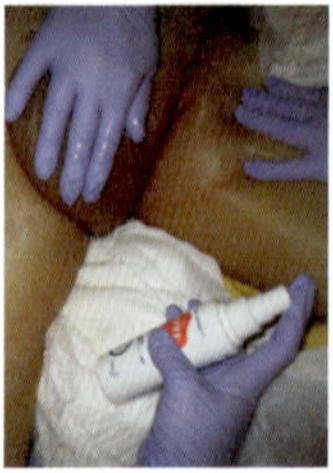

栄養・水分管理

- **栄養状態**の改善の指示、**水分・塩分制限**が出ていればその確認をする。
- **利尿薬**が処方されていれば、確実な服用を促す。

資料 障害高齢者の日常生活自立度判定基準

- p.118・「厚生労働省褥瘡危険因子評価票」において、日常生活自立度はこの判定基準を用いて評価する。

ランク		判定基準
生活自立	J	何らかの障害等を有するが、日常生活はほぼ自立しており独力で外出する 1. 交通機関等を利用して外出する 2. 隣近所へなら外出する
準寝たきり	A	屋内での生活は概ね自立しているが、介助なしには外出しない 1. 介助により外出し、日中はほとんどベッドから離れて生活する 2. 外出の頻度が少なく、日中も寝たり起きたりの生活をしている
寝たきり	B	屋内での生活は何らかの介助を要し、日中もベッド上での生活が主体であるが、座位を保つ 1. 車いすに移乗し、食事、排泄はベッドから離れて行う 2. 介助により車いすに移乗する
	C	1日中ベッド上で過ごし、排泄、食事、着替において介助を要する 1. 自力で寝返りをうつ 2. 自力では寝返りもうてない

「平成3年11月18日老健第102-2号厚生省大臣官房老人保健福祉部長通知」. より一部改変

〈Part3・参考文献〉

■褥瘡の好発部位／褥瘡のリスクアセスメント／褥瘡のリスクアセスメントスケール

1. 日本褥瘡学会 編：褥瘡ガイドブック 第3版．照林社，東京，2023.
2. 日本褥瘡学会 編：在宅褥瘡テキストブック．照林社，東京，2020.
3. 日本褥瘡学会 編：平成30年度(2018年度)診療報酬・介護報酬改定 褥瘡関連項目に関する指針．照林社，東京，2018.
4. 日本褥瘡学会 編：在宅褥瘡予防・治療ガイドブック 第3版．照林社，東京，2015.
5. 真田弘美，宮地良樹：NEW 褥瘡のすべてがわかる．永井書店，東京，2012.
6. 大浦武彦，堀田由浩：日本人の褥瘡危険要因「OHスケール」による褥瘡予防(第2版)．日総研出版，東京，2007.
7. 大浦武彦，堀田由浩：OHスケールによる褥瘡予防・治療・ケア エビデンスのあるマットレス・福祉用具の選び方．中央法規出版，東京，2013.

■予防ケア

1. 日本褥瘡学会 編．褥瘡ガイドブック 第3版．照林社，東京，2023：180-181，187-206，207-231.
2. 日本褥瘡学会学術教育委員会ガイドライン改訂委員会：褥瘡予防・管理ガイドライン(第5版)．褥瘡会誌 2022；24(1)：72-73，74-78.
3. 真田弘美，須釜淳子 編．実践に基づく最新褥瘡看護技術．照林社，東京，2007：35-49.
4. 田中マキ子，北出貴則，永吉恭子 編．トータルケアをめざす 褥瘡予防のためのポジショニング．照林社，東京，2018：23-29，69-87，81-93.
5. 館正弘 監修，渡邊千登世、渡辺光子、丹波光子 他 編集．褥瘡治療・ケアの「こんなときどうする？」．照林社，東京，2015：49-53.
6. 溝上祐子 編．褥瘡・創傷のドレッシング材・外用薬の選び方と使い方 第2版．照林社，東京，2021.
7. 市岡滋，須釜順子 編：治りにくい創傷の治療とケア．照林社，東京，2011：44-52.
8. 日本創傷・オストミー・失禁管理学会 編：スキンケアガイドブック．照林社，東京，2017：58-63，97.
9. 松原康美：創傷管理ナースポケットマニュアル―褥瘡・MDRPU・IAD・スキン-テア．医学書院，東京，2019：117-118.
10. 古田勝経：手軽に読めて！ すぐ使える！ 褥瘡治療 外用剤レシピ．照林社，東京，2014.
11. 丹波光子 編著：先輩になったらこの1冊だけでいい！ 褥瘡・創傷ケア．メディカ出版，大阪，2021：144-149.

本書に出てくる略語

ABI	ankle brachial index	足関節上腕血圧比
ADL	activities of daily living	日常生活動作
Alb	albumin	アルブミン
BMI	body mass index	体格指数
COVID-19	coronavirus disease 2019	新型コロナウイルス感染症
CRP	C-reactive protein	C反応性タンパク
CT	computed tomography	コンピューター断層撮影
DTI	deep tissue injury	深部損傷褥瘡
FRS	face rating scale	フェイススケール
FTU	finger tip unit	フィンガーチップユニット
GVHD	graft versus host disease	移植片対宿主病
HTLV-1	human T-cell leukemia virus type 1	ヒトT細胞白血病ウイルス1型
IAD	incontinence-associated dermatitis	失禁関連皮膚炎
JCS	Japan coma scale	ジャパン・コーマ・スケール
LEAD	lower extremity artery disease	下肢動脈疾患
MDRPU	medical device related pressure ulcer	医療関連機器褥瘡
MRI	magnetic resonance imaging	磁気共鳴画像検査
NMF	natural moisturizing factor	天然保湿因子
NPUAP	National Pressure Ulcer Advisory Panel	米国褥瘡諮問委員会
NRS	numerical rating scale	数値的評価尺度
NSAIDs	non-steroidal anti-inflammatory drugs	非ステロイド性抗炎症薬
NST	nutrition support team	栄養サポートチーム
PT	physical therapist	理学療法士
TP	total protein	総タンパク
VAS	visual analogue scale	視覚的アナログ尺度
WBC	white blood cell	白血球数

資料

- ドレッシング材一覧
- 外用薬一覧
- 体圧分散用具一覧

ご注意
掲載した商品は代表的なものです。
特徴や注意点などについては臨床例をもとに解説していますが、使用にあたっては個々の添付文書を必ずご確認ください。
（掲載情報は2024年8月現在）

巻末資料① ドレッシング材一覧

真皮に至る創傷用（保険償還あり※1）

<table>
<tr><th>使用材料／商品名（販売会社名）</th><th>止血効果</th><th>抗菌性</th><th>カット※2</th><th>自着</th></tr>
<tr><td colspan="5">親水性メンブラン</td></tr>
<tr><td rowspan="2">ベスキチン®W
（ニプロ株式会社）
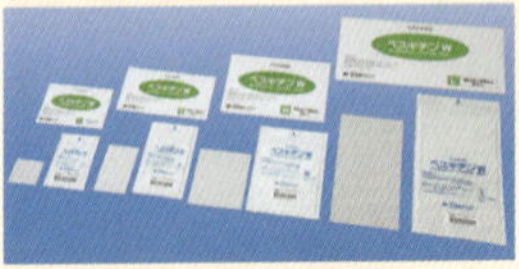</td><td>×</td><td>×</td><td>○</td><td>×</td></tr>
<tr><td colspan="4">●キチンを和紙状に加工。創のサイズに合わせてカットして使用することができる。</td></tr>
<tr><td colspan="5">ハイドロコロイド</td></tr>
<tr><td rowspan="2">デュオアクティブ® ET
（コンバテック ジャパン株式会社）
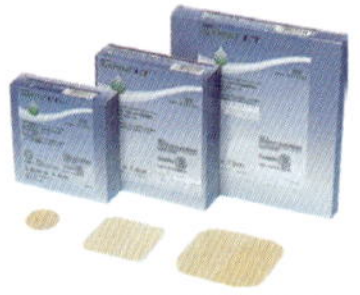</td><td>×</td><td>×</td><td>○</td><td>○</td></tr>
<tr><td colspan="4">●薄く半透明で、貼付下で創部が透けて見えるため観察が可能。</td></tr>
<tr><td rowspan="2">レプリケア® ET
（スミス・アンド・ネフュー株式会社*）
</td><td>×</td><td>×</td><td>○</td><td>○</td></tr>
<tr><td colspan="4">●超薄型で皮膚との段差が少なく肌になじみやすい。

*画像提供：スミス・アンド・ネフュー株式会社（以下、資料内は同様）。</td></tr>
<tr><td rowspan="2">バイオヘッシブ®Ag・ライト
（アルケア株式会社）
</td><td>×</td><td>○</td><td>○</td><td>○</td></tr>
<tr><td colspan="4">●ハイドロコロイド層とウレタンフィルムの2層構造。</td></tr>
</table>

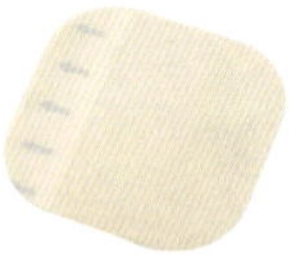

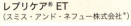

使用材料／商品名(販売会社名)	止血効果	抗菌性	カット※2	自着
ポリウレタンフォーム				
ハイドロサイト® 薄型 (スミス・アンド・ネフュー株式会社) 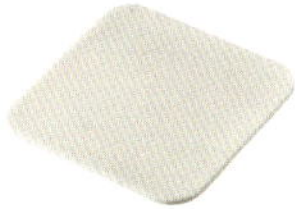	×	×	○	○
	●伸縮性が高く、皮膚への追従性・密着性にすぐれており、自着する。テープ等での固定が不要。			
メピレックス® ライト (メンリッケヘルスケア株式会社) 	×	×	○	○
	●全面が薄くやわらかい素材で、脆弱な皮膚にもやさしく密着。剥離時の痛みも軽減。			
メピレックス® ボーダー フレックス ライト (メンリッケヘルスケア株式会社) 	×	×	△	○
	●外周がテープになっており全方向に伸長可能で密着が得られやすい。 ●剥離刺激もやさしく脆弱な皮膚にも使用しやすい。			
親水性ファイバー				
アクアセル®Ag BURN (コンバテック ジャパン株式会社) 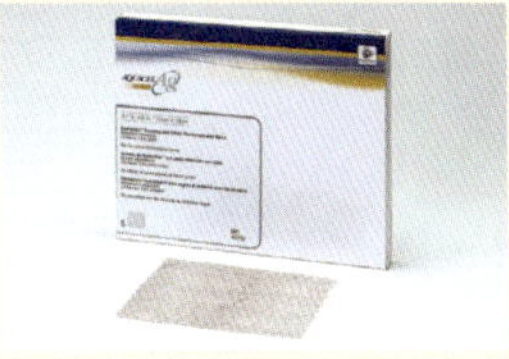	×	○	○	×
	●熱傷に対する処置を考慮したドレッシング材でサイズ展開が豊富。 ●ガーゼやポリウレタンフィルム材で固定する必要がある。			

皮下組織に至る創傷用（保険償還あり※1）

<table>
<tr><th>使用材料／商品名（販売会社名）</th><th>止血効果</th><th>抗菌性</th><th>カット※2</th><th>自着</th></tr>
<tr><td colspan="5">ハイドロコロイド</td></tr>
<tr><td rowspan="2">コムフィール プラス
（コロプラスト株式会社）
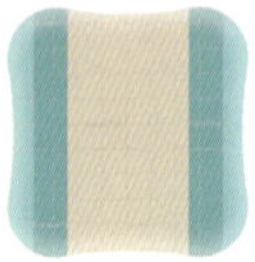</td><td>×</td><td>×</td><td>○</td><td>○</td></tr>
<tr><td colspan="4">●薄く半透明で貼付時も創の観察がしやすく、交換のめやすがわかりやすい。</td></tr>
<tr><td rowspan="2">デュオアクティブ® CGF
（コンバテック ジャパン株式会社）
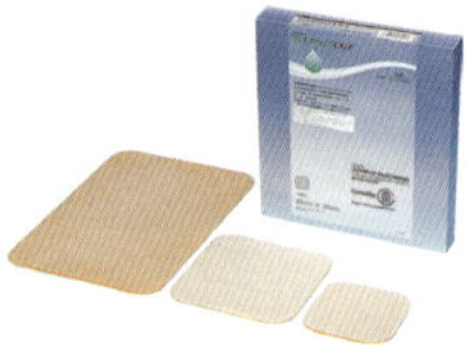</td><td>×</td><td>×</td><td>○</td><td>○</td></tr>
<tr><td colspan="4">●交換時に溶解したゲルが残りにくい。
●柔軟性にすぐれ、さまざまな部位に貼付しやすい。</td></tr>
<tr><td rowspan="2">レプリケア® ウルトラ
（スミス・アンド・ネフュー株式会社）
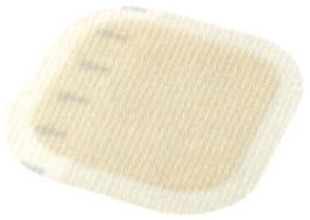</td><td>×</td><td>×</td><td>○</td><td>○</td></tr>
<tr><td colspan="4">●表面の滑りがよく、ズレによる剥がれが起こりにくい。</td></tr>
<tr><td rowspan="2">バイオヘッシブ®Ag
（アルケア株式会社）
</td><td>×</td><td>○</td><td>○</td><td>○</td></tr>
<tr><td colspan="4">●スルファジアジン銀の抗菌効果によって、創傷面の衛生環境が向上。</td></tr>
</table>

使用材料／商品名（販売会社名）	止血効果	抗菌性	カット※2	自着
ハイドロジェル				
イントラサイト ジェル システム （スミス・アンド・ネフュー株式会社）	×	×	—	×
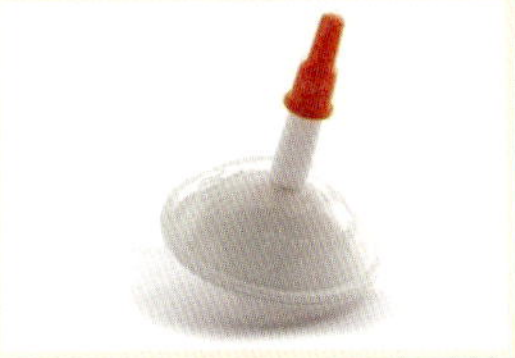	●乾燥した壊死組織に水分を提供し、自己融解を促進、肉芽形成および上皮化を促進する。 ●ポリウレタンフィルム材等での保護が必要。			
グラニュゲル® （コンバテック ジャパン株式会社）	×	×	—	×
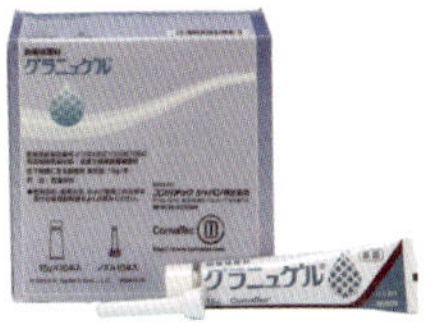	●壊死組織を融解し、肉芽形成・上皮化を促進する。 ●ポリウレタンフィルム材等での保護が必要。			
Sorbact® ジェルドレッシング （センチュリーメディカル株式会社）	×	○	○	×
	●疎水性セルロースアセテート織布とハイドロゲルで構成。カットして使用する。 ●凹凸を含むさまざまな乾燥した創傷に使用しやすく、微生物を物理的に結合し、創面上の菌をコントロールする。			
親水性メンブラン				
ベスキチン®W-A（ニプロ株式会社）	×	×	○	×
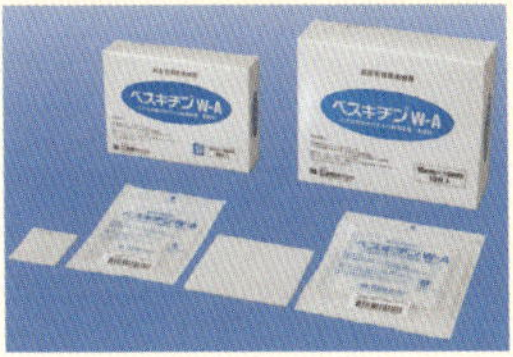	●キチンをフリース状に加工。 ●創のサイズに合わせてカットして使用することができる。			

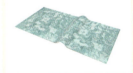

<table>
<tr><th>使用材料／商品名（販売会社名）</th><th>止血効果</th><th>抗菌性</th><th>カット※2</th><th>自着</th></tr>
<tr><td colspan="5">親水性ファイバー</td></tr>
<tr><td rowspan="2">アルゴダーム トリオニック
（スミス・アンド・ネフュー株式会社）
</td><td>○</td><td>×</td><td>○</td><td>×</td></tr>
<tr><td colspan="4">●独自の星型繊維と型崩れしにくい繊維構造により、高い吸収効果とドレナージ効果、止血作用を促す。
●創サイズに合わせてカットして使用する。</td></tr>
<tr><td rowspan="2">カルトスタット®
（コンバテック ジャパン株式会社）
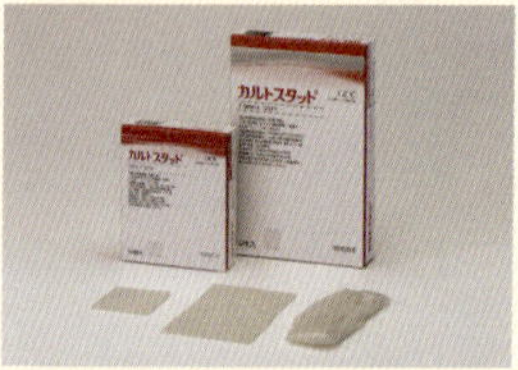</td><td>○</td><td>×</td><td>○</td><td>×</td></tr>
<tr><td colspan="4">●止血促進とともにすぐれた滲出液吸収で治癒に適した湿潤環境を提供。
●創サイズに合わせてカットして使用する。</td></tr>
<tr><td rowspan="2">アクアセル® フォーム
（コンバテック ジャパン株式会社）
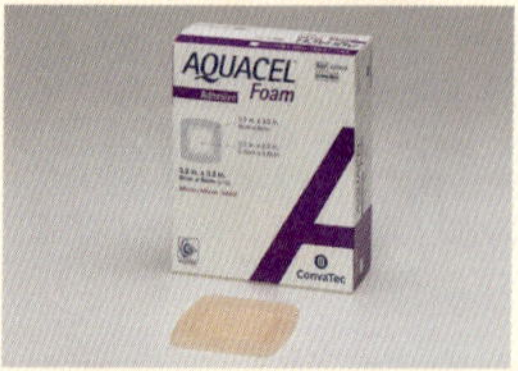</td><td>×</td><td>×</td><td>△</td><td>○</td></tr>
<tr><td colspan="4">●アクアセル・フォーム層で高滲出液吸収を実現。
●粘着層はシリコンで、外周テープ付きのためさまざまな部位に追従しやすい。</td></tr>
<tr><td rowspan="2">アクアセル®Ag フォーム
（コンバテック ジャパン株式会社）
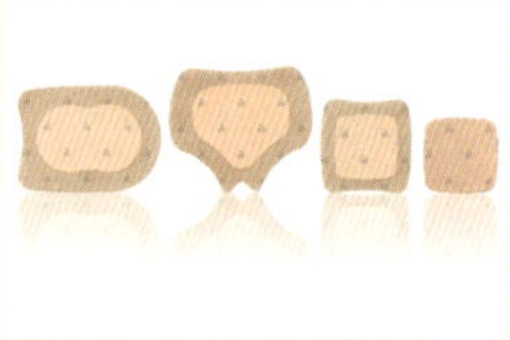</td><td>×</td><td>○</td><td>△</td><td>○</td></tr>
<tr><td colspan="4">●銀イオンによる抗菌効果をプラス。
●外周テープ付きのため、さまざまな部位に追従しやすい。</td></tr>
</table>

使用材料／商品名(販売会社名)	止血効果	抗菌性	カット※2	自着
アクアセル®Ag アドバンテージ（コンバテック ジャパン株式会社）	×	○	○	×
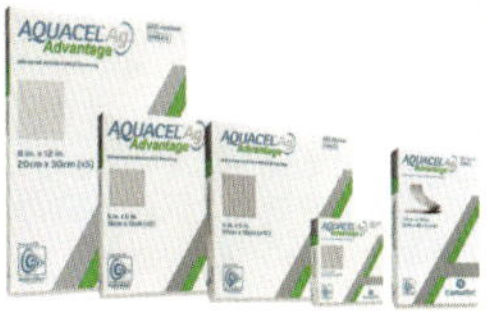	●銀イオンの抗菌性能のスピードを向上した抗菌性創傷被覆材。 ●創のサイズに合わせてカットして使用することができる。			
アクアセル®Ag アドバンテージ リボン（コンバテック ジャパン株式会社）	×	○	○	×
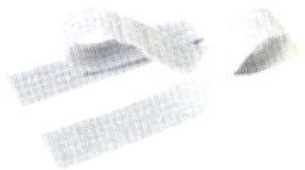	●充填しやすいリボン状で、ポケットがある創傷などに使用しやすい。			
高吸収性ポリマー				
Sorbact® スーパーアブソーブ（センチュリーメディカル株式会社）	×	○	×	×
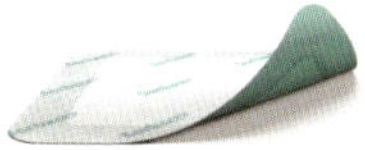	●創部にドレッシング材が密着することで、微生物を物理的に結合する。 ●創面が平らで滲出液が一時的に多く出ている創傷に向いている。			
ポリウレタンフォーム				
バイアテン®（コロプラスト株式会社）	×	×	○	×
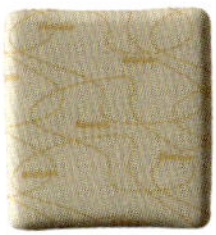	●非粘着性のポリウレタンフォーム被覆材で、柔軟性と追従性にすぐれている。 ●独自の3D構造ポリマーのフォーム材で垂直方向へ吸収して創面側へ膨らみ、死腔を埋めて滲出液を吸収、創周囲皮膚への漏れや浸軟を最小限にする。			

使用材料／商品名(販売会社名)	止血効果	抗菌性	カット※2	自着
バイアテン® シリコーン+ (コロプラスト株式会社)	×	×	△	○
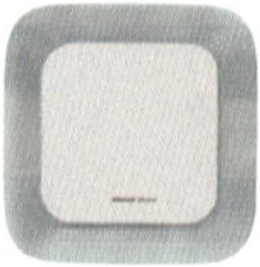	●滲出液を縦方向に吸収、創底に向かって膨潤する独自の3D構造のポリウレタンフォーム被覆材。 ●創傷接触面と周囲のボーダー面は、シリコーンゲル粘着層で、やさしく粘着し、快適な装着感と、除去時の、痛みや損傷を最小限に抑える。			
ハイドロサイト® プラス (スミス・アンド・ネフュー株式会社)	×	×	○	×
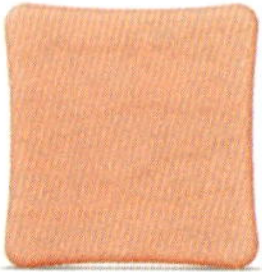	●創のサイズに合わせて自由にカットできる。 ●非固着性のため、剥がしやすく、剥離刺激により皮膚損傷を起こす可能性がある脆弱な皮膚に向いている。 ●テープや包帯で固定する必要がある。			
ハイドロサイト® ADプラス (スミス・アンド・ネフュー株式会社)	×	×	△	○
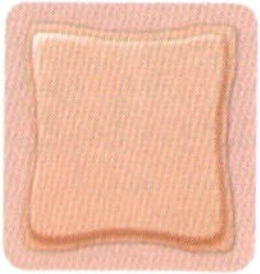	●外周テープ付きでしっかり固定できるアクリル系粘着剤を使用。			
ハイドロサイト® ADジェントル (スミス・アンド・ネフュー株式会社)	×	×	△	○
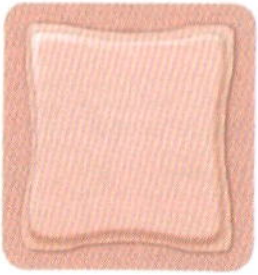	●外周テープ付きで創部に固定できる。 ●肌にやさしいシリコーン粘着剤を使用。			

使用材料／商品名(販売会社名)	止血効果	抗菌性	カット※2	自着
ハイドロサイト® ジェントル 銀 (スミス・アンド・ネフュー株式会社)	✕	○	△	○
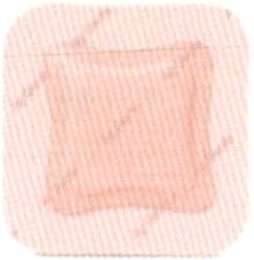	● シリコーン粘着のハイドロサイトに銀の抗菌効果を追加している。			
ハイドロサイト® ライフ (スミス・アンド・ネフュー株式会社)	✕	✕	△	○
	● ハイドロサイトシリーズの中で最もパッドの吸収力が高く、独自の5層構造を有する高機能ドレッシング。 ● 外周テープ付きで肌にやさしいシリコーン粘着剤を使用。			
メピレックス® (メンリッケヘルスケア株式会社)	✕	✕	○	○
	● 皮膚にやさしいソフトシリコン・ポリウレタンフォーム材。 ● 創部の形状や大きさに合わせて切って使用可能。			
メピレックス® Ag (メンリッケヘルスケア株式会社)	✕	○	○	○
	● 柔らかく高い追従性を備えた抗菌性フォームドレッシング。 ● 創部の形状や大きさに合わせて切って使用可能。			

使用材料／商品名(販売会社名)	止血効果	抗菌性	カット※2	自着
メピレックス® ボーダー Ag (メンリッケヘルスケア株式会社)	×	○	△	○
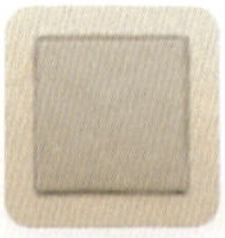	●一体型抗菌性ソフトシリコン・ポリウレタンフォーム材。 ●速やかにかつ継続して抗菌効果を発揮し、感染リスクを軽減する。 ●外周テープ付きで創部に追従しやすい。			
メピレックス® ボーダーフレックス (メンリッケヘルスケア株式会社)	×	×	△	○
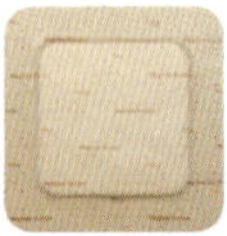	●一体型ソフトシリコン・ポリウレタンフォーム材。 ●多層構造による高い吸収力と安心の保水力、皮膚へのやさしさに加え、構造内部のY字カットが全方位へ伸長し創部に追従しやすい。			
Sorbact® フォームドレッシング (センチュリーメディカル株式会社)	×	○	○	×
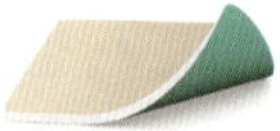	●創面に密着することで微生物を物理的に結合する。そのため、平らで滲出液が継続的に出ている創傷に向いている。			
ハイドロジェル				
プロントザン (ビー・ブラウンエースクラップ株式会社)	×	○	—	×
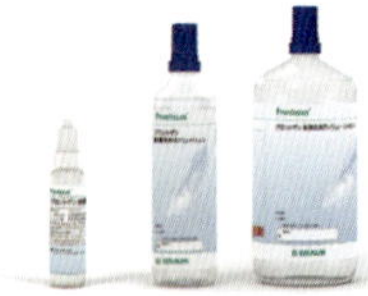	●界面活性剤ベタインおよび抗菌成分PHMB(ポリヘキサニド)を含む創傷用洗浄液と創傷用ゲルがある。 ●創傷用洗浄液で創部を洗浄後、創傷用ゲルを創部に塗布する。 ●ゲル塗布後はガーゼやポリウレタンフィルム材で保護する。			
コットン				
Sorbact® リボンガーゼ (センチュリーメディカル株式会社)	×	○	○	×
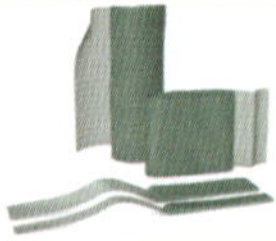	●創面に密着することで微生物を物理的に結合する。 ●皮膚にやさしいコットン素材で、創腔および瘻孔等に向いている。			

使用材料／商品名(販売会社名)	止血効果	抗菌性	カット※2	自着
セルロースアセテート				
Sorbact® コンプレス (センチュリーメディカル株式会社)	×	○	○	×
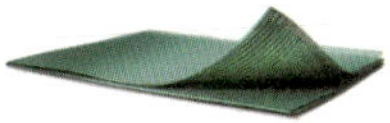	●創面に密着することで微生物を物理的に結合する。 ●メッシュ状の形状なため、凹凸を含むさまざまな創傷に向いている。			

筋・骨に至る創傷用(保険償還あり※1)

使用材料／商品名(販売会社名)	止血効果	抗菌性	カット※2	自着
親水性フォーム				
ベスキチン®F(ニプロ株式会社)	×	×	○	×
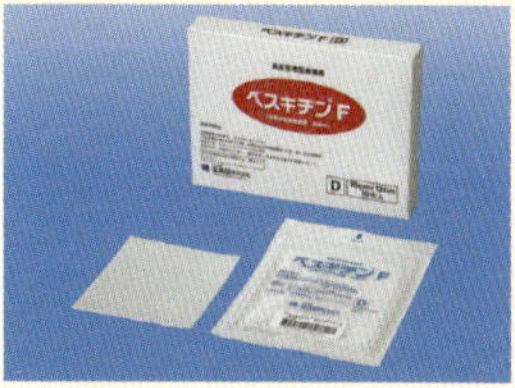	●キチンをスポンジ状に加工。創のサイズに合わせてカットして使用することができる。			

技術料に包括されるドレッシング材(一例)

使用材料／商品名(販売会社名)	
ポリウレタンフィルム	
オプサイト® ウンド (スミス・アンド・ネフュー株式会社)	3M™ テガダーム™ トランスペアレントドレッシング
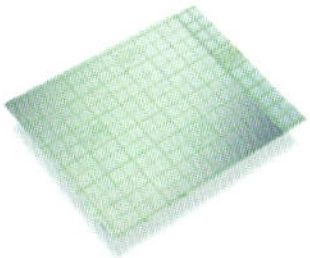	 (画像提供：ソルベンタム合同会社)

※1　特定保険医療材料として保険償還のあるドレッシング材。
※2　○：可、×：不可、△：外周部粘着テープがあるため、カットした場合、カットした辺縁をフィルムなどで保護する必要がある。

巻末資料② 外用薬一覧

一般名(有効成分)	商品名(製造販売元-販売元・発売元)	基剤または剤形
カデキソマー・ヨウ素	カデックス®軟膏 0.9% カデックス®軟膏分包 (スミス・アンド・ネフュー株式会社) 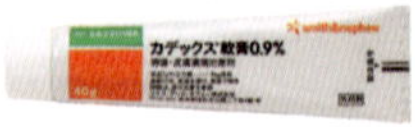 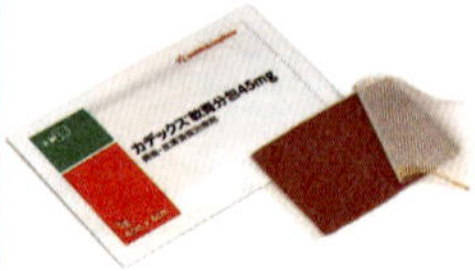	吸水性ポリマービーズ マクロゴール基剤
スルファジアジン銀	ゲーベン®クリーム 1% (田辺三菱製薬株式会社)	乳剤性基剤(O/W型) 水分含有量67%
デキストラノマー	デブリサン®ペースト (佐藤製薬株式会社) 【高度管理医療機器】 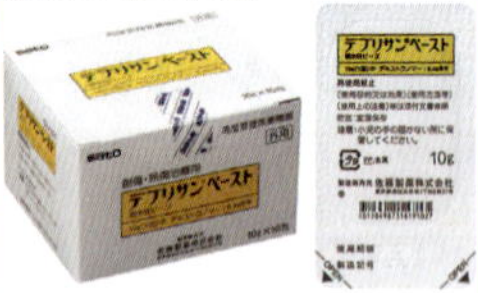	吸水性ポリマービーズ マクロゴール基剤
ブロメライン	ブロメライン軟膏5万単位/g (ジェイドルフ製薬株式会社－マルホ株式会社) 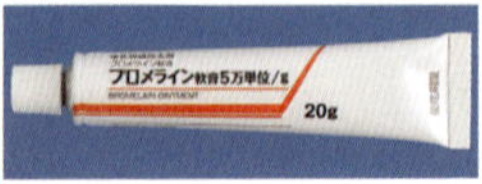	水溶性基剤

※使用目的は、DESIGNPのアイコンに色を付けて表示する。Eとある

DESIGN-R®2020に基づいた使用目的※／特徴および使用上の注意

使用目的 D **E** S **I** **G** **N** P

特徴	使用上の注意
●殺菌消毒作用をもち、感染創に使用可 ●創面清浄化作用（膿、滲出液、細菌などを吸着） ●吸水性は強くなく、水分保持にはたらく	●洗浄困難なポケットや滲出液が少ない創傷は避ける ●分包タイプは粘稠が高いため創内に溜めやすい

使用目的 D **E** S **I** **G** **N** P

特徴	使用上の注意
●外傷・熱傷および手術創などの二次感染、びらん・潰瘍の二次感染 ●水分量の多い基剤特性から壊死組織への浸透性があり、軟化して清浄化する	●ヨウ素との併用により効果が減弱する ●滲出液の多いときは浮腫を起こす可能性がある

使用目的 D **E** S I G **N** P

特徴	使用上の注意
●創面清浄化作用（滲出液、壊死組織、細菌を吸収） ●本剤1gあたり1.8～2.5mLの吸水能力（持続性あり）	●滲出液減少時には創面に固着するので注意 ●乾燥面・乾いた創には不適

使用目的 D E S I G **N** P

特徴	使用上の注意
●壊死組織除去作用（脂肪層、筋層） ●脂肪組織・筋組織の壊死組織除去に適する	●基剤の影響で滲出液が少ないときは十分な効果が得られにくい ●壊死組織が減少し、肉芽増生しはじめたら中止する ●皮膚炎を起こすことがあるため、ワセリンで創周囲を保護する

場合は、「E→e」の目的で使用する。

一般名(有効成分)	商品名(製造販売元-販売元・発売元)	基剤または剤形
ヨウ素	ヨードコート®軟膏0.9% (帝國製薬株式会社) 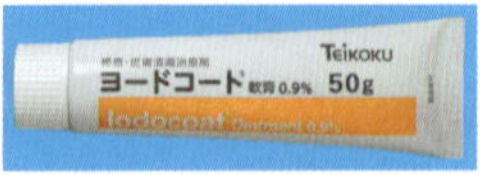	マクロゴール基剤 高分子吸収ポリマー
ヨードホルム	ヨードホルムガーゼ (ハクゾウメディカル株式会社) (玉川衛材株式会社) 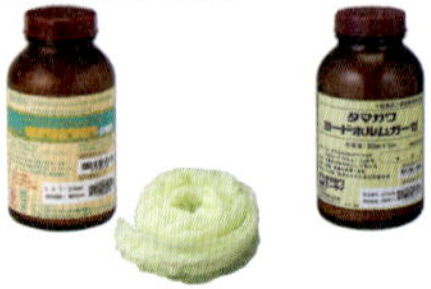	殺菌消毒剤含浸ガーゼ
ポビドンヨード・シュガー	ユーパスタ®軟膏 (テイカ製薬株式会社) 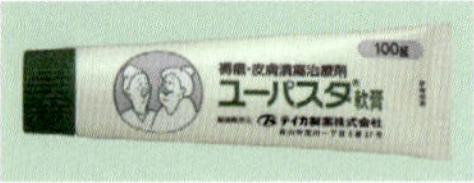 イソジン®シュガーパスタ軟膏 (iNova Pharmaceuticals Japan株式会社ー塩野義製薬株式会社) スクロード®パスタ (日興製薬株式会社ー丸石製薬株式会社) ネグミン®シュガー軟膏 (ヴィアトリス・ヘルスケア合同会社ーニプロ株式会社) ポビドリン®パスタ軟膏 (東亜薬品株式会社ーキョーリンメディオ株式会社)	マクロゴール基剤
ポビドンヨード	イソジン®ゲル 10% (iNova Pharmaceuticals Japan株式会社ー塩野義製薬株式会社) 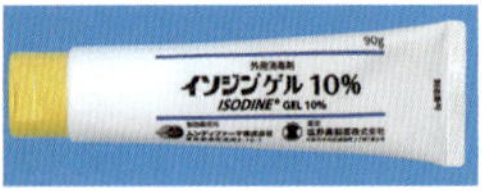	マクロゴール基剤

DESIGN-R®2020に基づいた使用目的※／特徴および使用上の注意

使用目的 D **E** S **I** G N P

特徴	使用上の注意
●感染した創に適する ●滲出液が過剰な創に適する	●滲出液を吸収し創面の湿潤を保持する

使用目的 D E S **I** G **N** P

特徴	使用上の注意
●血液や分泌物などに接触することにより、殺菌消毒効果が発揮される ●滲出液が少ないときは生食で湿らせる ●腱・靭帯の壊死組織除去や、潰瘍部の殺菌消毒に用いる ●潰瘍部への使用では、創の大きさにカットしたものを1～2枚程度用いる	●乾いた創には不適 ●多量および長期投与をなるべく回避する

使用目的 D **E** **S** **I** **G** **N** **P**

特徴	使用上の注意
●殺菌消毒作用をもち、感染創に使用可 ●滲出液の吸収作用 ●浮腫の軽減 ●肉芽形成作用 ●創の収縮作用 ●壊死組織のないポケット形成した創への充填（滲出液少量の場合はフィルム材で被覆） ●肉芽が水分を多く含み過形成となり上皮化しない場合は、肉芽の浮腫を抑えることにより上皮形成に移行することがある（滲出液少量の場合はフィルム材で被覆）	●乾いた創には不適 ●ヨードアレルギーに注意 ●多量投与および長期連用時は甲状腺機能異常に注意

使用目的 D **E** S **I** G N P

特徴	使用上の注意
●感染した創に適する ●多量でない滲出液の創に適する	

一般名(有効成分)	商品名(製造販売元-販売元・発売元)	基剤または剤形
アルプロスタジル アルファデクス	プロスタンディン®軟膏0.003% (小野薬品工業株式会社) 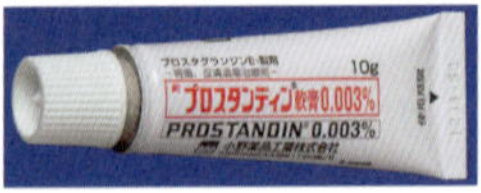	油脂性基剤
トラフェルミン	フィブラスト®スプレー250／500 (科研製薬株式会社) 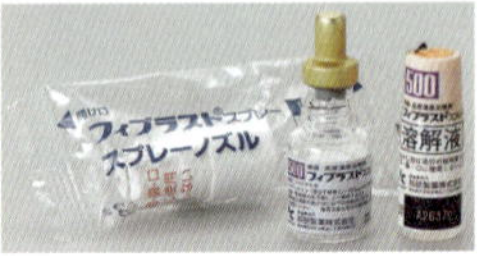	噴霧剤 添付の生食液に溶解
ブクラデシンナトリウム	アクトシン®軟膏3% (ニプロファーマ株式会社－マルホ株式会社) 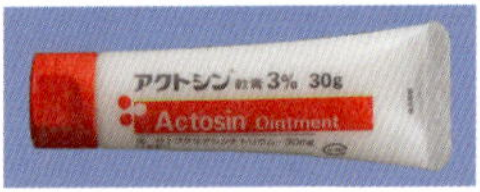	マクロゴール基剤
酸化亜鉛	亜鉛華軟膏「ヨシダ」 亜鉛華(10%)単軟膏「ヨシダ」 (吉田製薬株式会社) 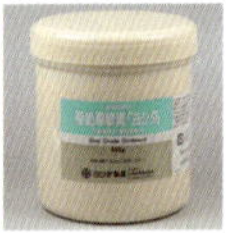 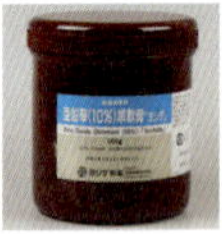	油脂性基剤
ジメチルイソプロピルアズレン	アズノール®軟膏0.033% (日本新薬株式会社)	油脂性基剤

DESIGN-R®2020に基づいた使用目的※／特徴および使用上の注意

使用目的	D E **S** I **G** N P
特徴	**使用上の注意**
●局所循環改善作用、血管新生作用による肉芽形成作用 ●表皮形成作用	●出血を伴うことがある ●湿潤の多い創面は不適(吸水性を有するドレッシングと併用すれば可)

使用目的	D E **S** I **G** N **P**
特徴	**使用上の注意**
●血管新生作用 ●肉芽増殖促進作用(強い) ●ポビドンヨード・シュガーとの併用可 ●ヨードホルムガーゼとの併用可	●乾燥した創や滲出液が多い創には不適 ●乾いた創には湿潤保持が必要 ●感染に注意

使用目的	D E **S** I **G** N P
特徴	**使用上の注意**
●基剤による滲出液の吸収性あり ●肉芽形成作用(滲出液が少ない場合は、十分な効果が得られにくい) ●表皮形成作用(湿潤の低下した創面は、十分な効果が得られにくい)	●接触性皮膚炎を起こすことがあるので注意

使用目的	D E **S** I G N P
特徴	**使用上の注意**
●抗炎症作用 ●基剤特性によるびらん、潰瘍、湿潤した創の保護	●多量の滲出液がある場合は不適

使用目的	D E **S** I G N P
特徴	**使用上の注意**
●抗炎症作用 ●びらん、潰瘍面の保護	

〈参考文献〉
1. 日本褥瘡学会 編：外用薬の概要．褥瘡ガイドブック 第3版．照林社，東京，2023：54-79．
2. 古田勝経：褥瘡治療薬一覧．褥瘡治療薬使いこなしガイド．じほう，東京，2017：106-114．

巻末資料③ 体圧分散用具一覧

アイコンの凡例(マットレス)

使用方法からみた分類
- 上敷きマットレス
- 交換マットレス

代表的な素材による分類
- エア(空気)
- ウレタンフォーム
- ゲル
- ハイブリッド型

体圧分散機能による分類
- 静止型マットレス
- 圧切替型マットレス

体圧分散マットレスの特殊機能
- マイクロクライメット対応
- 自動体位変換機能
- 体圧自動調整機能
- 体動監視機能

その他

エアマットレス　エア(空気)

自動体位変換機能搭載　自動体位変換　体圧自動調整　交換マットレス

レイオス
(株式会社モルテン)

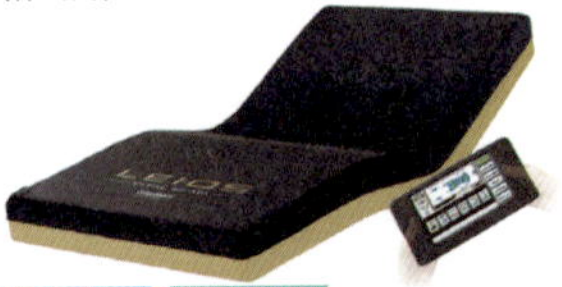

圧切替型　体動監視　マイクロクライメット対応　ハイブリッド型

スコープ
(株式会社モルテン)

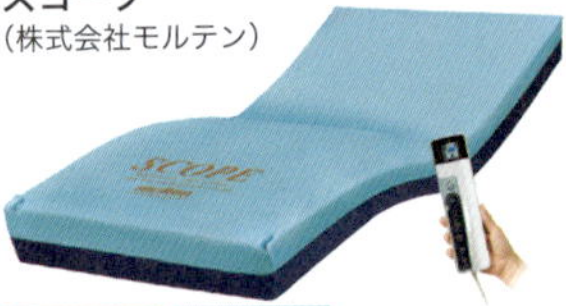

圧切替型　体動監視　マイクロクライメット対応　ハイブリッド型

オスカー
(株式会社モルテン)

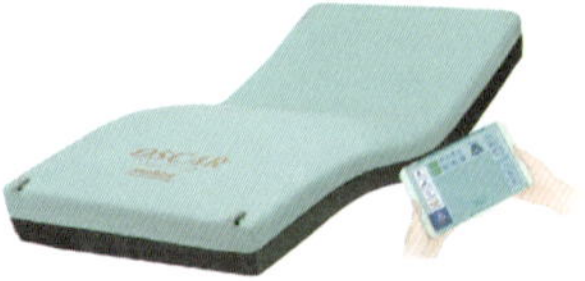

圧切替型　マイクロクライメット対応　ハイブリッド型

自動体位変換機能搭載 自動体位変換 交換マットレス

スモールチェンジ® ラグーナ®
（株式会社ケープ）

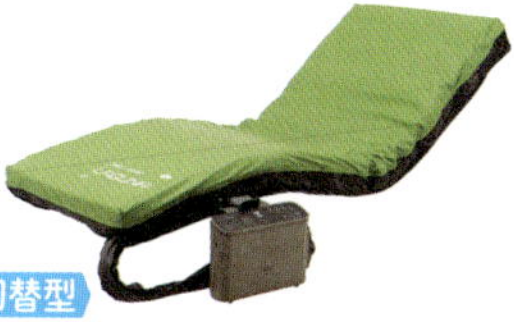

圧切替型

ここちあ利楽flow
（パラマウントベッド株式会社）

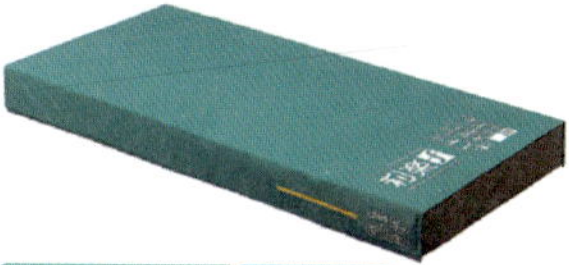

体圧自動調整 圧切替型

マイクロクライメット対応 マイクロクライメット対応 交換マットレス

マイクロクライメイト ビッグセル® アイズ®
（株式会社ケープ）

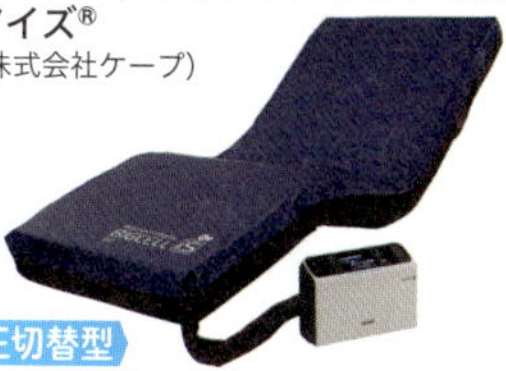

圧切替型

マイクロクライメイト ネクサス アイビー®
（株式会社ケープ）

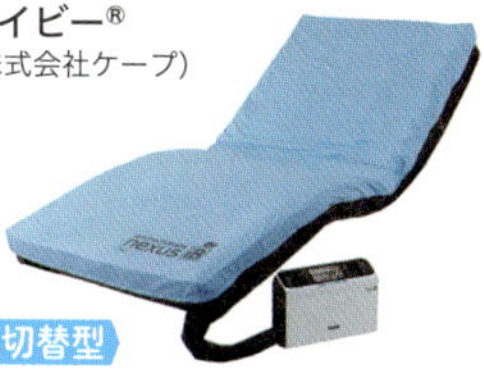

圧切替型

ハイブリッド型 体圧自動調整 交換マットレス

ビリーブ
（株式会社モルテン）

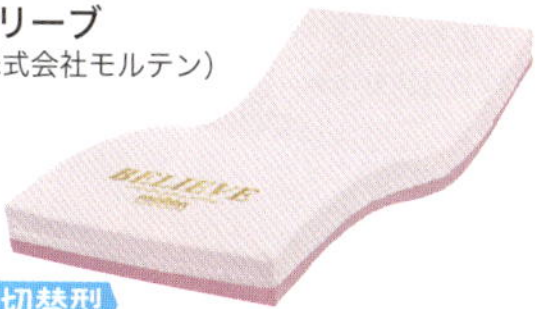

圧切替型

上敷きタイプ 上敷きマットレス

エアマスター® トライセルE
（株式会社ケープ）

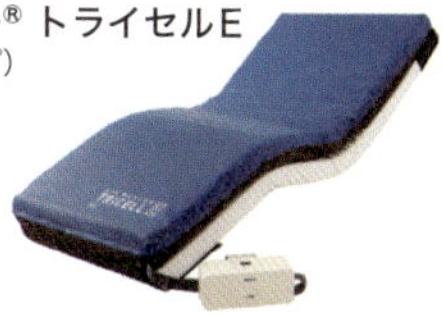

圧切替型

静止型ウレタンフォームマットレス ウレタンフォーム 静止型

ナーセント®コンタ
（アイ・ソネックス株式会社）

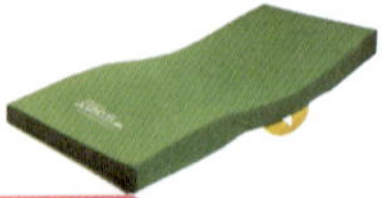

交換マットレス

ナーシングラッグマットレス NRM-1
（株式会社ウェルファン）

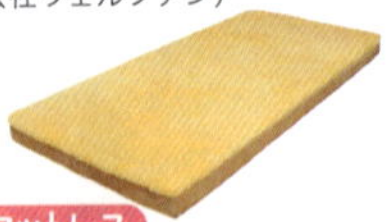

交換マットレス

ウェブリーマットレス
（株式会社ケープ）

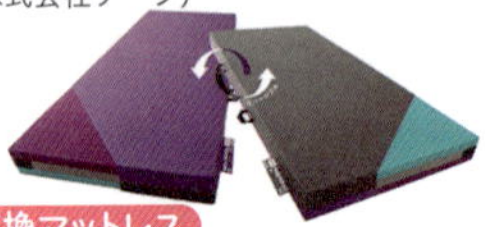

交換マットレス

CORE Mattress12 Excellent
（シーホネンス株式会社）

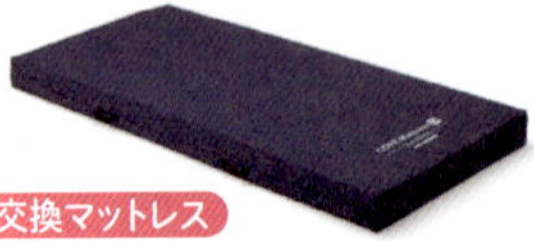

交換マットレス

スマイリーコントア®マットレス
（株式会社伸和）

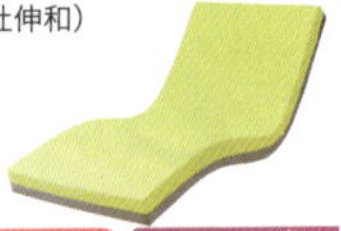

交換マットレス リバーシブル

アルファプラ FⅡ
（株式会社タイカ）

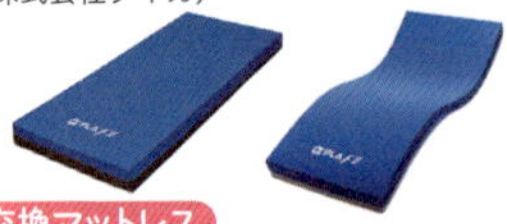

交換マットレス

エバープラウドマットレス
（パラマウントベッド株式会社）

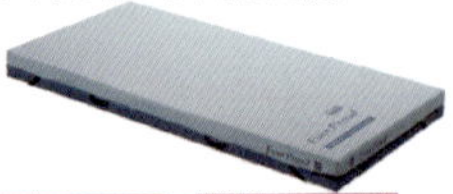

交換マットレス リバーシブル

テルサ
（株式会社モルテン）

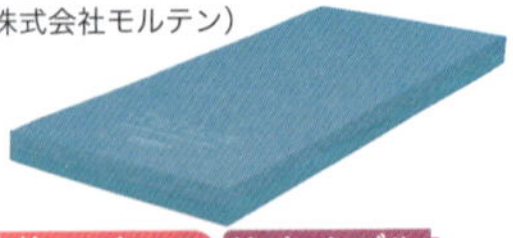

交換マットレス リバーシブル

手術室用マットレス

ソフトナース®
（アルケア株式会社）

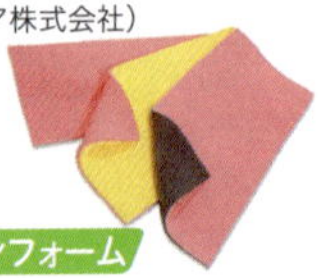

ウレタンフォーム

ケープサージカルシリーズ
（株式会社ケープ）

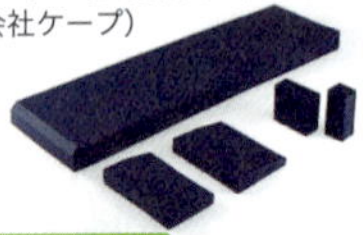

ウレタンフォーム

体圧分散クッション（ポジショニングクッション）

ナーセント®パット
（アイ・ソネックス株式会社）

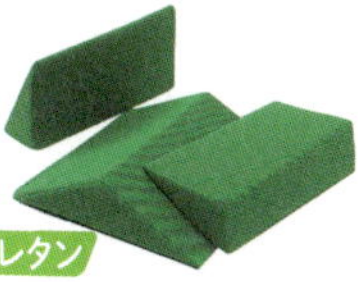

特殊ウレタン

ナーセント®Ex
（アイ・ソネックス株式会社）

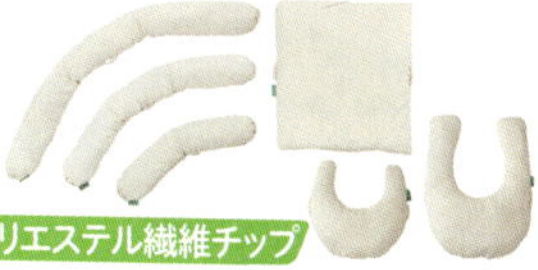

ポリエステル繊維チップ

ロンボポジショニングピロー&クッション
（株式会社ケープ）

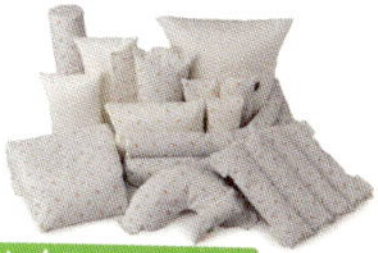

ポリウレタンスニペット

エニモ
（株式会社ケープ）

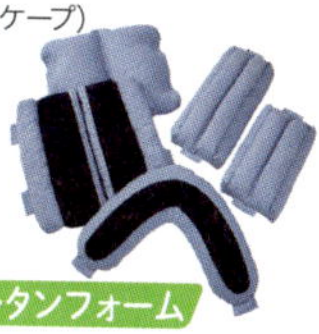

ポリウレタンフォーム

ウェルピー
（株式会社タイカ）

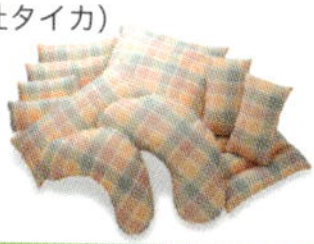

ポリエステル綿／ポリスチレンビーズ

※ミニタイプはポリエステル綿のみ

ウェルピーIC
（株式会社タイカ）

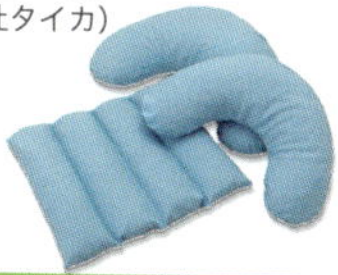

ウレタンフォーム／ナイロン

体圧変換器 バナナフィット
（パラマウントベッド株式会社）

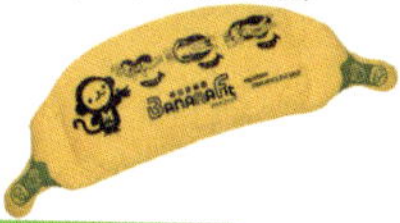

ポリウレタンフォーム

ピーチ
（株式会社モルテン）

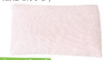

クッションビーズ

ミント
（株式会社モルテン）

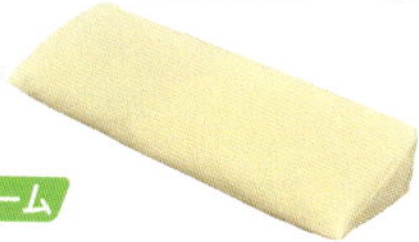

ポリウレタンフォーム

車椅子用クッション

エルダークッション
（アイ・ソネックス株式会社）

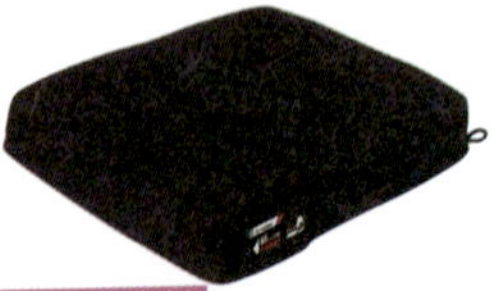

ウレタン複合材

4Dハートフルクッション
（アクションジャパン株式会社）

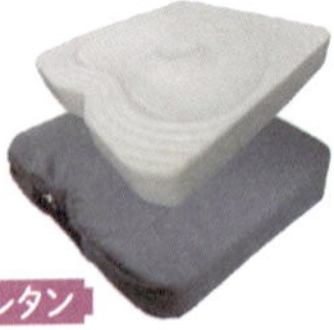

ポリウレタン

アウルケア 100C
（株式会社加地）

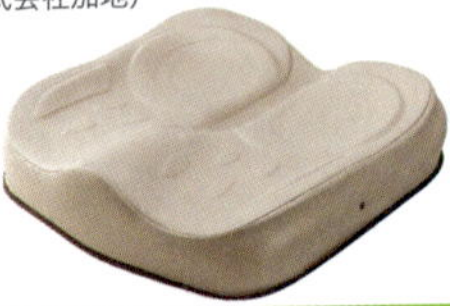

エクスジェル(合成ゴム)　ウレタンフォーム

デュオジェルクッション
（株式会社ケープ）

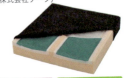

シリコンジェル　ウレタンフォーム

アルファプラ F クッション
（株式会社タイカ）

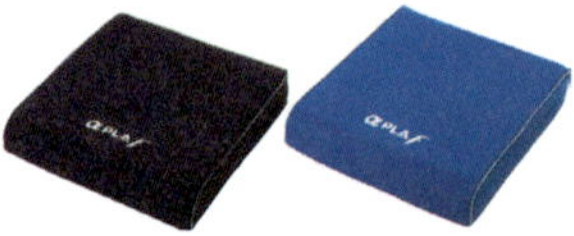

ポリウレタンフォーム

タカノクッションMOLA コンタータイプ
（タカノ株式会社）

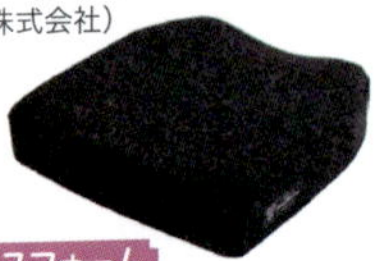

ラテックスフォーム

モールドウレタンフォーム

ベクター ブレスクッション
（株式会社フロンティア）

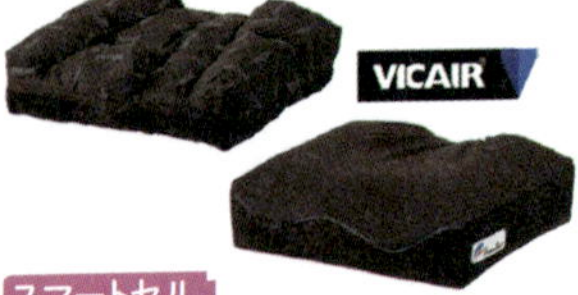

スマートセル

ロホ・クアドトロセレクト ハイタイプ
（ペルモビール株式会社）

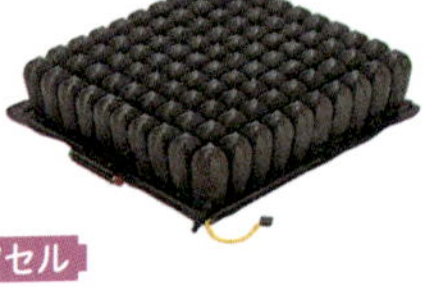

エアセル

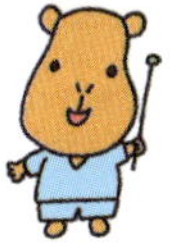

索引

※略語はp.156もご参照ください。

和文

商品索引

外用薬

スキンケア用品

体圧分散用具

その他

治療・ケアの経過がわかる 症例一覧

深さ(D)

滲出液(E)

大きさ(S)

炎症/感染(I)

肉芽組織(G)

壊死組織(N)

ポケット(P)

褥瘡ハイリスク

その他

装丁・本文デザイン：山崎平太（ヘイタデザイン）
カバー・本文イラスト：かたおか朋子
本文イラスト：峰村友美
DTP制作：すずきひろし

とにかく使《つか》える 褥瘡《じょくそう》ケア

2024年11月20日　第１版第１刷発行

編　著　溝上《みぞかみ》　祐子《ゆうこ》
発行者　鈴木　由佳子
発行所　株式会社 照林社
〒112-0002
東京都文京区小石川２丁目３-23
電　話　03-3815-4921（編集）
　　　　03-5689-7377（営業）
https://www.shorinsha.co.jp/
印刷所　共同印刷株式会社

●万一、落丁・乱丁などの不良品がございましたら、「制作部」あてにお送りください。送料小社負担にて良品とお取り替えいたします（制作部 0120-87-1174）。

検印省略（定価はカバーに表示してあります）
ISBN978-4-7965-2637-1